Sina Schwenninger
Dr. Nicolle Lindemann

WEG MIT DEM STRESSBAUCH

Warum Stress uns dick macht und was wir dagegen tun können

südwest

Inhalt

Rezepte

Runter mit dem Dauerstress

Vorwort

Braucht es ein weiteres Buch über das Thema Stress? Wir glauben ja!

Trotz jahrelanger Erfahrung im Bereich der Ernährungsberatung und der ärztlich begleiteten Gewichtsreduktion sind wir immer wieder an den Punkt gekommen, an dem wir uns fragen mussten, warum unsere Patient*innen nicht, wie gewünscht, abnehmen. Ernährungsprotokolle wurden studiert, Ernährungsumstellungen begleitet, große Ernährungssünden in kleinere verwandelt, Stoffwechselerkrankungen ausgeschlossen und die körperliche Bewegung optimiert. Wir, und vor allem unsere Patient*innen, hatten alles getan, was bei den meisten Menschen zur gewünschten Gewichtsreduktion führt. Dennoch bleibt der Erfolg bei manchen Menschen aus. An diesem Punkt haben wir uns gefragt, was wir in der Beratung falsch gemacht bzw. übersehen haben. Auf der Suche nach einer Antwort sind wir immer wieder auf das Thema Stress gestoßen.

Nahezu alle Patient*innen, deren Gewichtsreduktion nicht verlief wie erwartet, hatten eine Gemeinsamkeit: Dauerstress. Und dieser Dauerstress äußert sich sowohl auf der Waage als auch im Spiegel in Form eines »Stressbauchs«. So kamen wir zum Titel dieses Buches. Zu viel Fettgewebe im Bauchumfang ist jedoch nicht nur eine optische Erscheinung, sondern es sind vor allem gesundheitliche, medizinische Fakten, die das Thema so brisant machen.

Gewicht dauerhaft reduzieren

Um Gewicht reduzieren zu können, ist es logisch, dass entweder die Kalorienzufuhr reduziert oder aber der Kalorienverbrauch erhöht werden muss – oder im besten Falle beides. Wir können durch die Menge, Art und Qualität unserer täglichen Ernährung bestimmen, wie viele Kalorien wir aufnehmen. Zugleich haben wir durch unsere tägliche Bewegung, Sport und unsere Art des Alltags einen Einfluss darauf, wie viele Kalorien wir verbrennen. Tipps und Rezepte dazu gibt es in vielen Informationsschriften. Dieses Buch unterscheidet sich jedoch deutlich von vielen Ratgebern und vor allem Diäten: Wir berücksichtigen auch, was Stress mit dir und deinem Stoffwechsel macht. Wir wissen, dass Stress es dir, geschätzte Leserin, geschätzter Leser, nicht ermöglicht abzunehmen und das reduzierte Gewicht auf Dauer zu halten.

Mit Stress richtig umgehen

Eine eindeutige Antwort auf die Frage: »Was ist eigentlich Stress?« mit einer einfachen Lösung für alle Betroffenen gibt es leider nicht – sonst würden nicht Jahr für Jahr mehr Menschen körperliche und psychische Probleme bekommen und an Depressionen und Burnout erkranken. Trotzdem gibt es verschiedene Erklärungsansätze und Theorien, die helfen können, sich ganz praktisch und alltagsnah dem Thema Stress, und vor allem dessen Auflösung, zu nähern. Ziel und Ansatz dieses Buches ist es eben keine wissenschaftliche Abhandlung über Stress zu geben, sondern möglichst praxisnahe und einfach verständliche Erklärungen zu bieten. Und damit du das alles auch nachvollziehen kannst, erklären wir einige medizinisch wichtige Fakten einfach und verständlich. Auch geben wir dir aus unseren beiden Perspektiven mit unseren unterschiedlichen Ausbildungen und Erfahrungen ein umfassendes Spektrum an Lösungsmöglichkeiten, das du selbst umsetzen kannst. Nicolle als Internistin mit Zusatzbezeichnung Ernährungsmedizinerin, TCM, Naturheilverfahren und Akupunktur, und Sina als Ernährungsberaterin, Coach für Stressbewältigung und Achtsamkeitstrainerin.

Aufbau des Buches

Wir starten mit einem Überblick, was Stress überhaupt ist und wofür er vielleicht sogar gut sein könnte. Wir schauen aber auch, wann Stress negative Auswirkungen hat. Dann beleuchten wir aus medizinischer Sicht, was im Körper passiert und welche Auswirkungen Stress haben kann. Zudem gibt es eine genauere Beschreibung, wie uns Stress denn nun zu einem dickeren Bauch bzw. Übergewicht bringt – auch hier schafft Wissen Veränderungsmöglichkeit! Und dann gibt es neben den weitreichenden Informationen über die richtige Art und Weise sich zu ernähren – über gute und eher nicht so gute Lebensmittel, über Essstrategien und eingespielte Verhaltensmuster sowie einfache und leckere Rezepte, an denen du dich satt essen kannst und welche dir gleichzeitig helfen, den Stressbauch loszuwerden – unterschiedliche Glaubenssätze und Achtsamkeitsübungen, um Stress zu reduzieren. Zudem haben wir einige Tests und Fragebögen vorbereitet, damit du sehen kannst, wo du derzeit stehst. Und es gibt konkrete Anleitungen und Übungen, um Stress zu reduzieren. Wir wünschen dir Erfolg und Freude bei der Reduzierung deines Stressbauchs!

KAPITEL 1

STRESS: URSACHEN – FOLGEN – WIRKUNGEN

Zu Beginn wollen wir uns das Thema Stress genauer anschauen. Bestimmt könnt ihr es nicht erwarten, die Lösungsvorschläge zur Stressbauchbeseitigung zu lesen und gleich in die Umsetzung zu gehen. Das verstehen wir wirklich gut! Blättert auch gerne schon mal in den hinteren Kapiteln drüber, damit ihr eine Idee bekommt, um was es sich handelt. Sicher seid ihr auch schon gespannt, welche Rezepte wir euch ans Herz legen möchten. Diese könnt ihr natürlich sofort ausprobieren! Trotzdem möchten wir euch gerne etwas Hintergrundwissen geben. Wenn ihr die Zusammenhänge versteht, dann sind viele Dinge einleuchtender, und unserer Erfahrung nach können sie dann einfacher umgesetzt werden. Ihr könnt euch die Dinge dann besser erklären und selbst entscheiden, was für euch gut ist!

Was ist Stress?

Ist Stress eigentlich gut oder schlecht? Brauche ich Stress, um gut funktionieren zu können? Was löst Stress überhaupt aus und welche Auswirkungen hat er kurz- und langfristig auf meinen Körper? Wie bei so vielem gibt es hier keine klare Aussage, sondern es gilt, mal genauer hinzuschauen.

Von außen herangetragen

Versuchen wir uns dem Thema mal rein logisch zu nähern: Krankheiten, Streit, Trennung, Scheidung, Tod oder Einflussfaktoren wie Corona, Umweltkatastrophen, große Hitze und Straßenlärm sind zweifelsohne Stressfaktoren. Sicher fallen dir gleich weitere ein, die bei dir alltäglich auftauchen – der Umgang mit deinen Kindern, die schlaflosen Nächte wegen des Babys oder die Sorgen um die vielleicht dementen Großeltern oder Eltern. »Wie soll ich dabei all die beruflichen und privaten Verpflichtungen unter einen Hut bekommen, und wie zum Teufel soll ich das Sonderprojekt auch noch gewuppt bekommen?«, fragst du dich vielleicht. All diese Stressfaktoren haben eines gemeinsam: Sie werden von außen an uns herangetragen. Und da diese Stressfaktoren von außen kommen, gibt es hier nur begrenzt Möglichkeiten, diese zu beeinflussen und zu verändern. Ich kann weder an der unerträglichen Hitze, an Corona oder dem Tod eines lieben Menschen oder auch nur bedingt an Krankheiten etwas ändern.

Aber es gibt natürlich auch weniger weitreichende und tragische Stressfaktoren wie ein voller Terminplan, die nervigen Kolleg*innen, der/die unmögliche Chef*in oder auch der Lärm der Kinder beim abendlichen Zubettgehen. Hier gibt es einige Ideen und gute Ansätze wie beispielsweise ein gutes Zeitmanagement, um die Termine besser in den Griff zu bekommen. Oder man kann sich in einem Coaching Möglichkeiten erarbeiten, mit dem Kollegen/der Kollegin oder dem Chef/der Chefin umzugehen. Oder in einer Fortbildung Dinge über Kindererziehung lernen. Auch ein intaktes soziales Netz – also die wichtigen Personen in meinem Leben wie Familie, Freunde und Bekannte – ist hilfreich, um gewisse Situationen zu besprechen und Ideen für Lösungen zu bekommen. Studien belegen übrigens, dass das Fehlen eines sozialen Netzes für die Gesundheit genauso schädlich ist wie Rauchen!

Was ich selber beeinflussen kann

Da die Reduzierung der Stressfaktoren von außen nur bedingt beeinflussbar ist und deshalb Themen wie Fortbildung, soziales Netz und auch Coaching enorm wichtig sind, zeige ich, Sina, im Kapitel »Runter mit dem Dauerstress« eine, wie ich finde, unglaublich wirksame Methode zum Thema Zeitmanagement auf. Siehe Seite 126.

Doch zuvor schauen wir auf das, was ich direkt und relativ schnell ändern kann, wenn eine Situation an mich herangetragen wird. Am besten lässt sich dies mit Beispielen verdeutlichen und erklären:

- Ein Kunde/eine Kundin hinterlässt eine Nachricht auf der Mailbox mit der dringenden Bitte um Rückruf. Spüre mal kurz, was das mit dir machen könnte? Löst es eher Vorfreude aus auf ein Gespräch mit der Person und die Möglichkeit, mit ihr über das gemeinsame Projekt zu sprechen? Oder ist es eher Unbehagen bis hin zu Angst, was der Kunde/die Kundin wollen könnte?

- Ein*e Restaurantinhaber*in verliert während der Coronakrise, wie so viele andere auch, von jetzt auf nachher sämtliche Einkünfte. Statt zu jammern und zu lamentieren, überlegt sich die Person, vorbestückte Picknickkörbe zum Abholen anzubieten, findet hier eine Marktnische und erzielt damit riesige Erfolge.

Es sieht so aus, als würde den einen eine bestimmte Situation überhaupt nicht stressen oder er es sogar gut finden, und für den anderen ist dieselbe Situation der pure Stress. Vielleicht kannst du dir schon denken, um was es hier geht – deine Werte und Motive, Erfahrungen, Einstellungen und Glaubenssätze. Wenn deine Erfahrung dir gezeigt hat, dass bei dem ersten Beispiel dieser Kunde/diese Kundin eher schwierig ist, wirst du nicht so positiv an den fälligen Rückruf herangehen und eher eine Stressreaktion erleben. Wenn deine Glaubenssätze eher negativ behaftet sind, wie beispielsweise »ich schaffe das eh' nicht«, wird dir in schwierigen Zeiten nicht so schnell eine Idee für ein neues Geschäftsmodell einfallen und du eher in Stress geraten. Bei dem zweiten Beispiel denkt die Person weiter und lässt sich auf Ungewohntes ein, gestaltet aktiv und eröffnet sich damit neue Perspektiven.

Die Stressampel

Stress ist also eine Summe aus dem, was von außen an dich herangetragen wird und was du mit deinem inneren Päckchen daraus machst! Dr. Gert Kaluza, psychologischer Psychotherapeut und als Trainer, Coach und Autor im Bereich der individuellen und betrieblichen Gesundheitsförderung tätig, hat hierzu ein sehr plausibles Modell entwickelt: die Stressampel.

Der oberste Teil der Ampel sind die Stressoren, also alles von außen Herangetragene: »Ich gerate in Stress, wenn...«. Dies wiederum hat eine Stressreaktion zur Folge, welche die unterste Lampe der Ampel darstellt, also »Wenn ich im Stress bin, dann ...«. Hier könnten dann Dinge wie »trinke ich Alkohol«, »reagiere ich gereizt« oder Ähnliches stehen. Ganz entscheidend aber, wie sehr der Stressor von außen überhaupt wirken kann, ist mein inneres Päckchen! Und dies sind die sogenannten Stressverstärker, die bei Gert Kaluzas Stressampel in der Mitte stehen. »Ich setze mich unter Stress, wenn ...«.

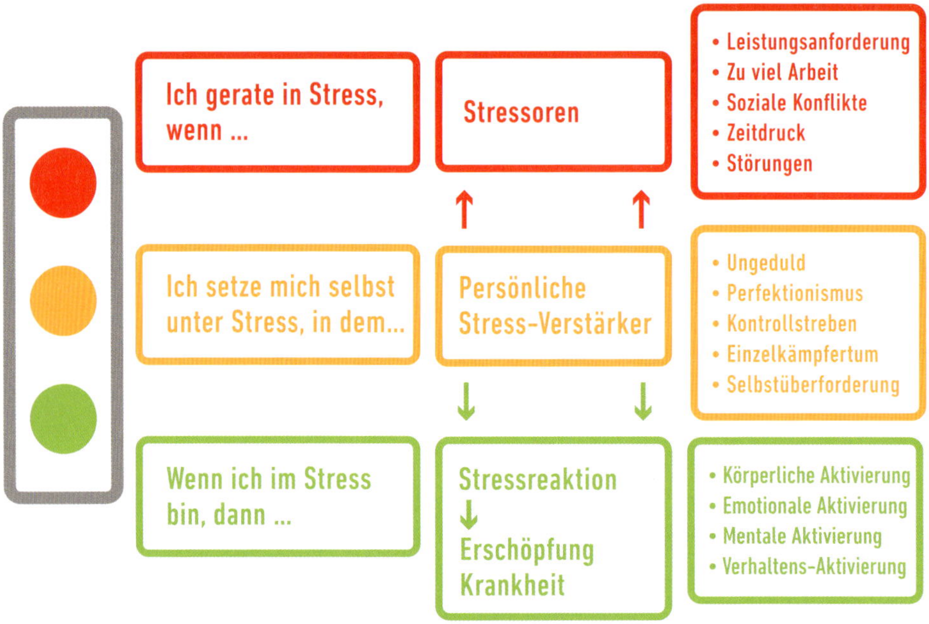
Ich gerate in Stress, wenn ...
Stressoren
• Leistungsanforderung
• Zu viel Arbeit
• Soziale Konflikte
• Zeitdruck
• Störungen
Ich setze mich selbst unter Stress, in dem...
Persönliche Stress-Verstärker
• Ungeduld
• Perfektionismus
• Kontrollstreben
• Einzelkämpfertum
• Selbstüberforderung
Wenn ich im Stress bin, dann ...
Stressreaktion
Erschöpfung
Krankheit
• Körperliche Aktivierung
• Emotionale Aktivierung
• Mentale Aktivierung
• Verhaltens-Aktivierung

Zwei Arten von Stress

Der Themenkomplex Stress wird in medizinischen und therapeutischen Fachkreisen sehr ernst genommen. Dort hört man immer wieder die Begriffe »Eustress« und »Distress«. Was verbirgt sich dahinter und wie kann man sie verständlich erklären? Dass es sich dabei um Gegenspieler handelt, sei vorab gesagt. Hier eine Gegenüberstellung:

Eustress ...
- führt zu einer kurzfristigen Anspannung.
- wirkt herausfordernd, ist aber gut zu bewältigen.
- macht optimistisch, stark und glücklich.
- gibt dir viel Energie, du bist fokussiert und die Arbeit geht leicht von der Hand.
- wechselt sich ab mit Entspannung.

Distress ...
- bedingt eine langfristige Anspannung.
- fühlt sich wie eine Überforderung an.
- macht, dass du dich gehemmt fühlst, du keine Lösungsideen hast und nur noch Probleme existieren.
- bewirkt, dass du Angst hast, du körperliche Beschwerden spürst und du bist zunehmend erschöpft bist.
- ermöglicht keine Entspannungsphasen mehr.

Eustress stellt folglich eine kurzfristige Stresssituation dar, in welcher du körperlich und psychisch aktiviert und somit absolut leistungsfähig bist. Distress ist dagegen eine Daueranspannungssituation mit fehlenden Regenerationsphasen, was zu einer Überforderung, zu Problemdenken und zu weiteren gesundheitlichen Konsequenzen führen kann.

Die zwei Arten von Stress im Überblick:

EUSTRESS	ist kurzfristiger, positiver und aktivierender Stress.
DISTRESS	ist negativer, eher längerfristig ausgerichteter Stress.

Ist Stress gut oder böse?

Um den Zusammenhang zur Stressampel herstellen zu können, befassen wir uns jetzt mit der Frage, ob Stress eigentlich gut oder schlecht ist. Wie ist denn deine Einschätzung hierzu – gut oder schlecht, positiv oder negativ? Eigentlich gibt es auch hier keine klare Antwort zu der Frage, sondern nur individuell unterschiedliche. Allgemein kann man aber sagen, dass kurzfristig Stress zu haben uns erst richtig leistungsfähig macht.

Schon unsere Vorfahren kannten Stress: Wenn wir die Geschichte von uns Menschen betrachten, ist das völlig einleuchtend: Wir geraten in eine gefährliche Situation, wie beispielsweise eine Begegnung mit einem gefährlichen Tier, und unser Körper gerät in Stress. Durch das ausgeschüttete Hormon Adrenalin werden die Atemfrequenz und der Blutdruck erhöht, die Muskelspannung steigt, die Aufmerksamkeit wird verbessert. Wir sind bereit für Kampf oder Flucht.

Beides sind körperliche Aktivitäten, mit welchen die stressbedingten körperlichen Reaktionen wieder abgebaut werden können. Nach dem Kampf oder der Flucht haben wir damals entspannt und uns erholt.

Unser moderner Stress: So weit so gut. Heute begegnen wir selten gefährlichen Tieren. Unsere Stresssituationen entstehen eher im Kopf, und wir versuchen sie auch so zu lösen, also nicht mit Kampf oder Flucht. Das bedeutet, dass die stressbedingte körperliche Anspannung erstmal nur langsamer abgebaut werden kann. Klar, wir müssen uns schließlich nicht körperlich verteidigen oder schnell weglaufen. Zudem hält die Anspannung häufig länger an, es ist nicht nur eine einzelne Situation, die uns stresst, sondern die nächste wartet schon zu Hause auf uns. Bei vielen Menschen ist die Anspannungsphase über viele Wochen, Monate oder gar Jahre ohne entsprechende Pausen vorhanden. Und hier liegt die Lösung bzw. auch die Bewertung von Stress: Kurzfristig ist Stress wirklich hilfreich! Ich, Sina, denke hier nur an meine beruflichen Vorträge und Workshops. Hätte ich da gefühlt nicht ein bisschen Stress, wäre ich vielleicht nicht ganz so fit und top konzentriert – vor allem wenn es wieder mal nächtliche Schlafstörungen durch Kinder gab und der Wecker morgens den Tiefschlaf jäh unterbricht …

Wenn dieses Stresslevel aber anhält und ich keine Zeit zur Regeneration und Erholung finde, ist Stress negativ zu bewerten und kann dauerhaft zu massiven gesundheitlichen Beschwerden führen. Wie aber bei fast allem, ist das Maß, bis wann Stress positiv ist und ab wann er negativ wird, sehr individuell und aus meiner Erfahrung auch ein schleichender Übergang. Wichtig ist, genau hinzuspüren, achtsam mit dir zu sein und zu erkennen, wann es zu viel wird oder ist. Immer wieder höre ich »es geht schon noch«. Dabei sind die körperlichen und psychischen Signale, die gesendet werden, relativ eindeutig dem Dauerstress zuzuordnen. Wenn du dich dann nicht wirklich gut und umfangreich um dich selbst kümmerst, kann das wirklich fatale Folgen haben, wie du gleich erfahren wirst. Leider wird das »sich um sich selbst kümmern« erfahrungsgemäß immer wieder hinten angestellt.

Beispiel: Ein einfaches Beispiel erlebt man, wenn man eine Flugreise macht. In der Sicherheitseinführung zu Beginn des Fluges wird einem deutlich gesagt, dass man im Falle eines Druckabfalls erst sich selbst die Sauerstoffmaske überziehen soll und sich erst dann um andere kümmern sollte. Warum? Ganz klar, erst wenn du dich gerettet hast, kannst du den anderen helfen. Und genau so ist es mit dem Dauerstress auch: Erst wenn du auch nach dir schaust und es dir gut geht, kannst du gut für andere da sein – sei es für die Arbeit, für die Familie oder für Freunde!

Mein eigener Stresslevel

Wenn du überprüfen möchtest, wie hoch dein Stresslevel derzeit ist, kannst du den folgenden Test zum Thema machen.

Anleitung: Beobachte dich und spüre in dich hinein. Kreuze in dem folgenden Kasten an, was auf dich zutrifft und sei dabei ehrlich zu dir selbst. Es gibt viele Ursachen, die zu dem Thema Stress führen.

Stressleveltest

Kreuze an, wenn etwas auf dich zutrifft.

- ○ Ich habe häufiger als früher Sodbrennen, Blähungen oder Verstopfung.
- ○ In den Wintermonaten bin ich häufig erkältet und nehme gefühlt jeden Infekt mit.
- ○ Verspannter Nacken und Kopfschmerzen sind häufiger der Fall.
- ○ Manchmal habe ich das Gefühl, keine Luft zu bekommen.
- ○ Häufig verspüre ich Herzklopfen oder -rasen.
- ○ Ich schlafe schlecht ein und/ oder kaum durch.
- ○ Meine Gedanken kreisen häufig und somit komme ich kaum zur Ruhe.
- ○ Schneller als früher bin ich gereizt und werde laut.
- ○ Ich kann mir schlechter Dinge merken.
- ○ Ich bin häufiger als früher unzufrieden.
- ○ Ich fühle mich manchmal leer und ausgebrannt.
- ○ Ich treffe mich seltener als früher mit Freunden und Bekannten.
- ○ Um abends abschalten zu können, trinke ich öfter mal ein Gläschen Alkohol.
- ○ Ich esse unregelmäßig, schlinge auch häufiger ohne wirklich zu genießen.

Auswertung: Wenn du häufiger als fünfmal ein Kreuz bei »trifft zu« gemacht hast, signalisiert dein Körper deutlich, dass du im Dauerstress bist und zu wenig Pausen und Zeiten für Regeneration hast. Du solltest dich dringend um dich kümmern! Dieses Buch kann dir dabei helfen, einen Weg zu finden, der für dich Erleichterung und weniger Anspannung im Alltag bereithält.

Körperareale, die Stressinformationen verarbeiten

Wenn wir verstehen wollen, wie Stress auf unseren Körper wirkt, müssen wir akuten von chronischem Stress trennen und die biochemischen Zusammenhänge der Stressreaktion verstehen. Bevor wir uns aber mit den biochemischen Zusammenhängen des Stresses auseinandersetzen können, ist es hilfreich einen Blick auf unseren Körper zu werfen. Zunächst schauen wir uns das Nervensystem an, zu dem das Gehirn gehört.

Unser Nervensystem

Das Nervensystem wird in ein zentrales Nervensystem (ZNS) und ein peripheres Nervensystem (PNS) unterteilt.

ZNS: Das zentrale Nervensystem besteht aus Gehirn und Rückenmark. Es befindet sich sozusagen in unserer Mitte und ist für die Verarbeitung von Reizen aus der Körperperipherie zuständig. Außerdem ist es der Sitz der willkürlichen Motorik, die eine gezielte Reaktion ermöglicht.

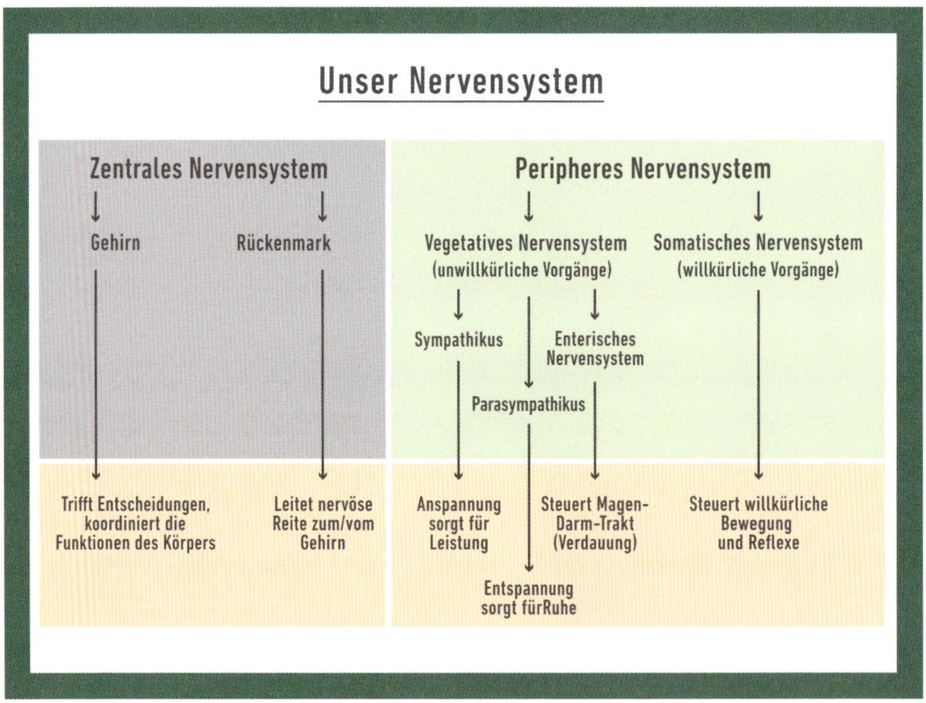

PNS: Das periphere Nervensystem ist das Gegenstück zum zentralen Nervensystem (ZNS), und da Peripherie »Umgebung« bedeutet, handelt es sich hier um ein System, das bis an die Finger- und Fußspitzen reicht. Das periphere Nervensystem besteht aus Nervenzellen, die Informationen zwischen dem zentralen Nervensystem und den Organen weiterleiten. So meldet das periphere Nervensystem zum Beispiel dem Gehirn wenn du hungrig oder müde bist oder etwas zum Essen siehst. Andererseits überbringt das periphere Nervensystem den Organen und Muskeln motorische Befehle, etwa, den Mund aufzumachen, um zu essen. Ein Teil des PNS ist das vegetative Nervensystem (VNS).

VNS: Das vegetative Nervensystem ist die oberste Steuerzentrale im Körper. Es reguliert alle lebenswichtigen Organsysteme autonom, also selbstständig, ohne dass wir es willentlich beeinflussen können. Deshalb heißt es auch »autonomes« Nervensystem. Zu seinen Aufgaben gehört die Steuerung von Atmung, Herzschlag, Verdauung und Stoffwechsel. Es überwacht und reguliert den Energie-, Wärme- und Wasserhaushalt des Körpers – und damit dessen Temperatur sowie Schlaf, Hunger und Durst. Das vegetative Nervensystem (VNS) besteht aus drei verschiedenen Teilen:

- dem sympathischen Nervensystem (Sympathikus = Spannungsnerv), zuständig für »Kampf- oder Fluchtreaktionen«
- dem parasympathischen Nervensystem (Parasympathikus = Entspannungsnerv), zuständig für »Ruhe und Reparatur«
- dem enterischen Nervensystem (Darmnervensystem), zuständig für Stoffwechsel und Verdauung

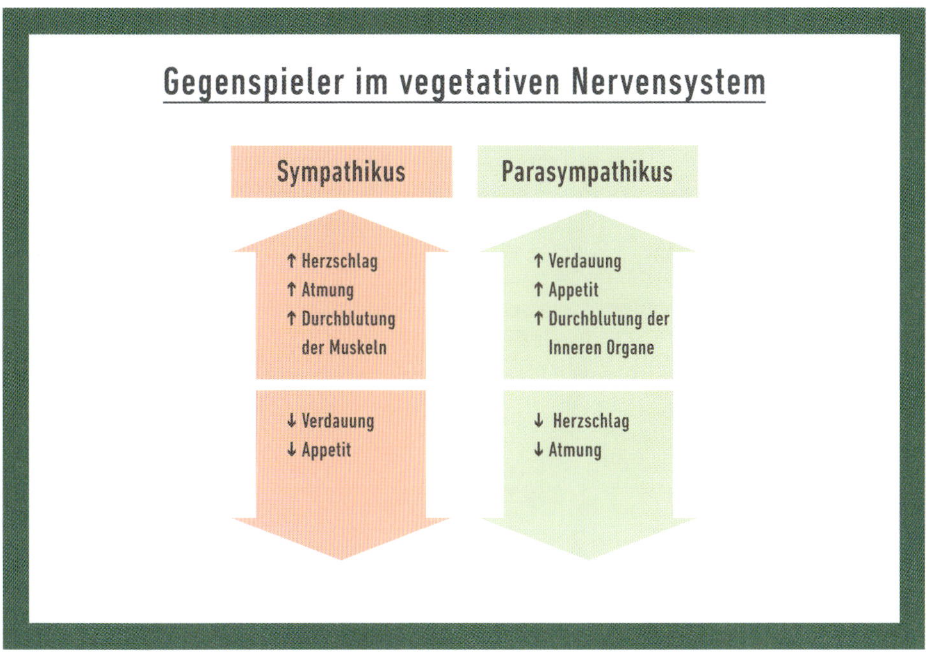
Gegenspieler im vegetativen Nervensystem
Sympathikus
Parasympathikus
↑ Herzschlag
↑ Atmung
↑ Durchblutung der Muskeln
↓ Verdauung
↓ Appetit
↑ Verdauung
↑ Appetit
↑ Durchblutung der Inneren Organe
↓ Herzschlag
↓ Atmung

Sympathikus und Parasympathikus: Die beiden Hauptnerven des vegetativen Nervensystems sind also der Sympathikus und der Parasympathikus. Sie sind verantwortlich für Anspannung und Entspannung im Körper und wirken nach dem Gegenspielerprinzip. Für uns unbemerkt, verrichten sie ihre tägliche Arbeit, indem sie alle Organsysteme so steuern, wie es die jeweilige Situation erfordert. Unsere Organe müssen bei körperlicher Anstrengung anders funktionieren als im Schlaf. Das Herz schlägt in einer Gefahrensituation schneller, die Muskeln sind angespannt und Energie wird bereitgestellt. In dieser Situation wäre es wenig hilfreich die Blasenfunktion zu aktivieren, den Blutdruck zu senken oder die Verdauungstätigkeit anzuregen.

Somatisches Nervensystem: Darüber hinaus gibt es noch das somatische Nervensystem. Es ist für alle willkürlichen Bewegungen und Reflexe sowie für die Oberflächen- und Tiefensensibilität zuständig.

Der Aufbau unseres Gehirns

Lenken wir unseren Blick nun zum Gehirn. Es ist die Schaltzentrale unseres Körpers. Es besteht aus vier Bereichen, die zusammenarbeiten um alle menschlichen Fähigkeiten zu steuern.

Der Hirnstamm (Reptiliengehirn)

Der Hirnstamm verbindet das Rückenmark mit dem restlichen Gehirn und ist entwicklungsgeschichtlich der älteste Teil des Gehirns, weshalb er »Reptiliengehirn« genannt wird. Bei weniger entwickelten Säugetieren macht der Hirnstamm den größten Teil des Gehirns aus. Beim Menschen ist es dagegen das Großhirn. Im Hirnstamm sitzen lebenswichtige Systeme wie Herzschlag, Atmung und Blutdruck, aber auch Reflexe wie Schluck-, Saug-, Husten-, Nies- und Würgereflex oder der Lidschlussreflex. Die Nervenbahnen des Hirnstammes leiten Sinneseindrücke aus dem Körper an das Großhirn sowie Informationen vom Großhirn zu den für die Bewegung zuständigen Nervenzellen des Rückenmarks. Der Hirnstamm steuert unsere Instinkte und Reflexe und sorgt für unser Überleben.

Als Erstes = Fluchtreaktion auslösen: Kommen wir durch äußere Einflüsse in eine akute Stressreaktion, wird vom Hirnstamm spontan eine Kampf- oder Fluchtreaktion ausgelöst.

Das Zwischenhirn

Das Zwischenhirn regelt überlebenswichtige Gefühle und Instinkte des Menschen. Hunger, Durst und Schlaf, aber auch die Verarbeitung von Seh-, Hör- und Tasteindrücken werden hier gesteuert. Wichtige Teile des Zwischenhirns sind der Thalamus und der Hypothalamus.

Der Thalamus: Der Thalamus ist das »Tor zum Bewusstsein« Seh-, Hör- und Tasteindrücke werden im Thalamus verarbeitet und bewertet, ohne dass sie uns bereits bewusst sind. Wichtige Informationen werden an das Großhirn weitergeleitet und gelangen von dort in unser Bewusstsein. Der Thalamus ist ein Informationsfilter, der dafür sorgt, dass unser Bewusstsein nicht von Signalen überflutet wird.

Der Hypothalamus: Automatisch ablaufende Körperfunktionen wie die Regulation der Körpertemperatur, des Wasser- und Salzhaushaltes oder der Magen-Darm-Funktion werden hier reguliert. Der Hypothalamus ist auch an der Entstehung des Durst-, Hunger- und Sättigungsgefühls beteiligt.

Die Hypophyse: Die Hypophyse, auch Hirnanhangdrüse genannt, gehört anatomisch gesehen nicht zum Zwischenhirn, liegt diesem aber direkt an. Zusammen mit dem Hypothalamus steuert sie das unwillkürliche (vegetative) Nervensystem. Die Hypophyse bildet außerdem lebenswichtige Hormone, die auf die meisten Hormondrüsen im Körper als Steuerungshormone wirken. Hormone sind also Botenstoffe, die in den

Die Hypophyse bildet Hormone

Wichtige Botenstoffe im Körper

HORMON	ORGAN, DAS VERANLASST WIRD, ETWAS ZU TUN
TSH (Thyreoidea stimulierendes Hormon)	Schilddrüse
ACTH (Adrenokortikotropes Hormon)	Nebenniere
FSH (Follikel-stimulierendes Hormon)	Eierstöcke, Hoden
LH (Luteinisierendes Hormon)	Eierstöcke, Hoden
Prolaktin	Brustdrüse
STH (Somatotropes Hormon)	Gewebewachstum

Drüsen des Körpers gebildet werden und den Stoffwechsel der einzelnen Organe steuern. Die Hormone der Hypophyse sind im Kasten auf Seite 17 aufgelistet.

Als Zweites = Fluchtreaktion aufrechterhalten: Kommen wir durch äußere Einflüsse in eine akute Stressreaktion, wird vom Zwischenhirn die Kampf- oder Fluchtreaktion aufrechterhalten und die nötigen Körperfunktionen werden angepasst.

Das Kleinhirn

Das Kleinhirn ist wichtig für das Gleichgewicht und die Koordination. Gemeinsam mit dem Großhirn koordiniert es die Muskeln und somit die Bewegungen. Es steuert bereits gelernte Bewegungsabläufe, z.B. Tanzschritte oder das Schalten beim Autofahren. Die im Kleinhirn gespeicherten Bewegungen lassen sich nach einer gewissen Zeit des Erlernens direkt abrufen, ohne dass man bewusst darüber nachdenken muss.

Als Drittes = Muskulatur in Bewegung setzen: Kommen wir durch äußere Einflüsse in eine akute Stresssituation, sorgt das Kleinhirn dafür, dass unsere Muskulatur für die Kampf- oder Fluchtreaktion zur Verfügung steht.

Großhirn

Das Großhirn ist der entwicklungsgeschichtlich jüngste und größte Teil des menschlichen Gehirns. Hier werden bewusste Bewegungen gesteuert sowie die sogenannten »höheren« Hirnfunktionen, wie Motivation, Lernen, Denken oder Verstehen.

Wirkung von Stress auf unseren Körper

Nun wissen wir, dass die Informationsverarbeitung im Körper ein sehr fein aufeinander abgestimmtes System ist, bei dem Hormone und Nervenbotenstoffe eine wichtige Rolle spielen. Die Auswirkungen von Stress manifestieren sich je nach Dauer und Intensität der Reize unterschiedlich. Pauschal gesagt gibt es vier Stufen wie sich Stress auf uns auswirkt: kurzfristig, langfristig, chronisch und als Burnout/Depression.

Wie wirkt Stress kurzfristig?

Kommen wir in eine akute Stresssituation, übernimmt der Stressnerv (Sympathikus), der, wie wir nun wissen, ein Teil des vegetativen Nervensystems ist, die Kontrolle über unseren Körper. In kürzester Zeit verändert sich unser Hormonhaushalt und damit unsere Körperfunktionen. Unser Körper stellt auf das Programm »Überleben« um. Entwicklungsgeschichtlich betrachtet, sicherte diese schnelle Anpassung an eine akute Gefahrensituation das Überleben des Menschen.

Verantwortlich für die schnellen Anpassungsreaktionen sind die Nervenbotenstoffe (Neurotransmitter) Noradrenalin, Adrenalin und Dopamin, die auch als Katecholamine bezeichnet werden. Man bezeichnet sie auch als Stresshormone.

Noradrenalin, Adrenalin, Dopamin – ultraschnell

Kommt unser Körper in eine akute Gefahrensituation, wird eine ultraschnelle Stressantwort in Gang gesetzt, die binnen Sekunden reagiert. Dabei werden Hormon und Nervenbotenstoffe freigesetzt, die eine Kampf- oder Fluchtreaktion in Gang setzen und dafür sorgen, dass wir uns verteidigen können oder fliehen.

Stell Dir vor, der Neandertaler wurde von einem wilden Tier bedroht oder von einem Krieger zum Kampf aufgefordert. Binnen Sekunden musste er reagieren können, um der Gefahr zu entkommen. Deshalb ist die ultraschnelle Stressantwort auf der körperlichen Ebene zu finden. Im Gehirn wird das Großhirn mit seinen eher langsamen Verarbeitungsprozessen zugunsten des Stammhirns zurückgedrängt. Reaktionen können somit schneller, wenn auch mit höherer Fehlerquote erfolgen.

Noradrenalin wird im Gehirn, gebildet und setzt die Aktivierung der Stressachse (Hypothalamus – Hypophyse – Nebennierenrinde) in Gang. Es fördert die Aufmerksamkeit und Konzentration und ist wichtig für die zeitliche und räumliche Orientierung. Noradrenalin steigert den Blutdruck, senkt die Herzfrequenz, stellt arterielle Gefäße eng und steigert den Appetit.

Adrenalin wird in der Nebenniere aus Noradrenalin gebildet. Es verbessert die Durchblutung der Muskulatur, hebt den Blutdruck sowie die Herz- und Atemfrequenz und steigert somit die körperliche Leistungsfähigkeit. Außerdem führt es zu einer Erweiterung der Pupillen, damit wir in einer Gefahrensituation gut sehen können und fördert die Blutgerinnung, damit Wunden schneller verschlossen werden. Zur Absenkung, der durch erhöhte Muskelarbeit steigenden Körpertemperatur werden die Schweißdrüsen angeregt.

In Ruhe ist ein großer Teil unseres Blutes im Magen-Darm-Trakt gebunden und für die Verdauung und den Stoffwechsel zuständig. Im Kampf oder auf der Flucht ist eine rege Verdauung oder ein gehäufter Harndrang aber hinderlich. Deshalb verringert Adrenalin die Beweglichkeit des Darmes und erhöht die Muskelspannung des Schließmuskels der Harnblase. Außerdem bewirkt es eine Umverteilung des Blutes aus dem Verdauungstrakt in die Muskeln der Arme und Beine.

Zusätzlich zur ausreichenden Blutversorgung benötigt die Muskulatur Energie, um Kämpfen oder Fliehen zu können. Auch dafür sorgt Adrenalin. In der Muskulatur und in der Leber wird Energie in Form von Glykogen (kurzfristige Speicherform für Zucker im Körper) gespeichert. Unter Adrenalinwirkung wird aus Glykogen, Glukose (Traubenzucker) freigesetzt und in die Blutbahn abgegeben. Der Blutzucker steigt an und steht dem Körper als schnelle Energiequelle zur Verfügung. Zusätzlich steigert Adrenalin den Fettabbau (Lipolyse) zur schnellen Bereitstellung von Energiereserven.

Dopamin wird im Nebennierenmark gebildet und ist ein wichtiger anregender Nervenbotenstoff (Neurotransmitter). Es wirkt ähnlich wie Noradrenalin positiv auf die Motorik, die Konzentration, den Antrieb und die geistige Leistungsbereitschaft. Außerdem ist Dopamin ein zentraler Botenstoff unseres Belohnungssystems und damit stimmungsaufhellend. Zusammen mit Serotonin ist es verantwortlich für die Appetitkontrolle und das Sättigungsgefühl.

Die Halbwertszeit von Noradrenalin, Adrenalin und Dopamin im Körper beträgt nur wenige Minuten. Diese Katecholamine stehen also kurzfristig zur Stressanpassung zur Verfügung und werden am Ende der Kampf- oder Fluchtreaktion nicht mehr benötigt. Der Körper kommt wieder zur Ruhe. Die ultraschnelle Stressreaktion ist also ein überlebenswichtiger Schutzmechanismus unseres Körpers.

Wie wirkt Stress langfristig?

Dauert der Stress jedoch länger an, kommt die verzögerte, endokrine Antwort des Körpers in Gang, die binnen weniger Minuten zur Freisetzung von Cortisol aus der Nebennierenrinde führt. »Endokrin« bedeutet, dass Drüsen, die sich im Körper befinden, Substanzen abgeben, die über die Blutbahn zu verschiedenen Organen gelangen und dabei als Botenstoffe arbeiten, denn sie geben wichtige Informationen zur Steuerung des Stoffwechsels weiter. Das gesamte endokrine System wird auch als Hormonsystem bezeichnet, denn Hormone sind Botenstoffe.

Cortisol – lang anhaltend

Entwicklungsgeschichtlich betrachtet gab es, einmal abgesehen von Kriegen und Dürreperioden mit den damit einhergehenden Hungersnöten, eigentlich keinen wirklichen Dauerstress. Nimmt unser Körper eine länger dauernde Belastung wahr, die durch eine ultraschnelle Stressantwort (Freisetzung der Katecholamine) nicht mehr bewältigt werden kann, kommt es zu einem Anstieg des Cortisols, das uns auf der Langstrecke wehrhaft macht.

Entstehungsort: Cortisol wird in der Nebennierenrinde gebildet und hat eine sogenannte zirkadiane Rhythmik, d.h. morgens ist der Cortisolspiegel am höchsten und lässt uns gut aus dem Bett kommen. Im Laufe des Tages sinkt der Spiegel ab, sodass wir am Abend gut einschlafen können.

Hauptaufgabe: Die Hauptaufgabe des Cortisols in körperlichen oder psychischen Belastungssituationen besteht in der Bereitstellung von Energie durch die Mobilisation gespeicherter Energiereserven.

Aufgaben: Cortisol fördert die Neubildung von Glukose durch vermehrten Eiweißabbau und erhöht dadurch den Blutzuckerspiegel. Dieser Prozess wird in der Fachsprache Gluconeogenese genannt. Außerdem steigert Cortisol, ebenso wie Adrenalin, den Fettabbau. Damit stellt Cortisol auch in Hungerphasen die Brennstoffversorgung für Muskulatur und Gehirn sicher. Unter dem Einfluss von Cortisol wird der Energieumsatz durch die Aktivierung der katecholaminergen Stresshormone (Adrenalin, Noradrenalin, Dopamin) erhöht sowie die Körpertemperatur und die Aufmerksamkeit gesteigert. Durch eine reduzierte Freisetzung von Entzündungsfaktoren hat Cortisol eine entzündungshemmende Wirkung. Hier hat es noch keine Auswirkung auf den Stressbauch, da im akuten Stress Cortisol noch katabol wirkt, also den Fett- und Eiweißabbau fördert.

Moderner Stress: Die Cortisolausschüttung bei einer länger dauernden Belastungssituation sichert also die Bereitstellung von Energiereserven und fördert notwendige Anpassungsreaktionen. In der heutigen Zeit ist es aber selten das wilde Tier, das uns bedroht. Vielmehr sind wir psychischen Belastungen ausgesetzt. Die Arbeit, die Kinder, die Partnerschaft, die Betreuung der Eltern oder Großeltern kann leicht zu Überforderung und Dauerstress führen. Unser Körper reagiert auch auf diese Art von Belastungen reflexartig, wie oben beschrieben. Die modernen Stressfaktoren halten aber oft viel länger, manchmal sogar dauerhaft an, was unseren Körper in einen Dauerzustand der Bedrohung versetzen kann.

Wann ist Stress chronisch?

Wie viel Stress bzw. akute Belastungssituationen wir aushalten können, bis sich körperliche Veränderungen bemerkbar machen, ist individuell sehr unterschiedlich und hängt von vielen Faktoren ab. Hier kannst du dich fragen: »Habe ich zwischen den akuten Stressphasen noch Ruhephasen, ohne Adrenalinerhöhung, oder komme ich von einer Stresssituation zu nächsten? Habe ich ein stabiles Familiensystem oder Menschen, die mich unterstützen?

Grundsätzlich ist unser Körper sehr widerstands- und anpassungsfähig und kann sogar lange andauernde Belastungsphasen gut durchhalten. Dennoch sind wir nicht für Dauerstress ausgelegt. Empfindet unser vegetatives Nervensystem unseren Lebenswandel als anhaltend stressig und fehlen die Erholungsphasen, kann es zu einer krankheitsfördernden Veränderung im Hormonsystem kommen, die zudem einen sich selbst verstärkenden Prozess darstellen. Stress erzeugt Stress und es genügen immer kleinere Reize, um eine Stressreaktion auszulösen. Die hormonelle Stressachse ist bei chronischem Stress dauerhaft aktiviert.

Die Schattenseiten unserer Stresshormone

Bleiben wir in einer Dauerstressschleife hängen, hält unser Körper auch dafür eine Anpassungsreaktion bereit

Cortisol: Bei Dauerstress steigt unser nächtlicher und morgendlicher Cortisolspiegel. Der normale Tagesrhythmus des Cortisols bleibt anfangs aber erhalten. Bei länger anhaltender Stressbelastung und andauerndem Cortisolüberschuss kann es zu starken Tagesschwankungen und einem Verlust der Tagesrhythmik des Cortisols kommen. Die Folge kann eine Schlafstörung oder ein nicht erholsamer Schlaf mit nachfolgender Tagesmüdigkeit sein. Eine dauerhafte Erhöhung des Cortisolspiegels ist außerdem schädlich für das Nervensystem – was in der Fachsprache »neurotoxisch« genannt wird – und führt zu einer Verschlechterung von Merkfähigkeit und Konzentration. Die Reduktion der Cortisolmenge durch körperliche Bewegung und Entspannung ist entscheidend für die Regeneration der Gehirnzellen.

Ein dauerhaft erhöhter Cortisolspiegel führt zu einer Absenkung unserer appetithemmenden Botenstoffe, wie z.B. Leptin, was zu einer Appetitsteigerung führt. Zusätzlich wird die Insulinfreisetzung und damit die Aufnahme von Glukose, Aminosäuren (die Bausteine der Proteine) und Fetten ins Fettgewebe gesteigert.

Insulin: Insulin ist ein Hormon, das in der Bauchspeicheldrüse gebildet wird und für die Aufnahme von Glukose in die Körperzellen zuständig ist. Ein relativer (es wird noch Insulin gebildet, aber nicht ausreichend) Insulinmangel ist der Grund für Diabetes mellitus Typ 2. Ein absoluter (es wird kein Insulin mehr gebildet) Insulinmangel ist der Grund für Diabetes mellitus Typ 1.

Leptin: Leptin wird im Fettgewebe produziert und ist an der Steuerung des Hunger- und Sättigungsgefühls beteiligt. Es bewirkt im Hypothalamus die Bildung von weiteren Hormonen, die zu einem verminderten Hunger- und verstärkten Sättigungsgefühl führen. Jetzt drängt sich die Frage auf, warum viel Fettgewebe nicht zu einer gesteigerten Leptinproduktion führt und sich das Thema Übergewicht damit »von selbst« regelt. Der soeben beschriebene Steuerungsmechanismus funktioniert leider nur bei Normalgewichtigen. Bei Übergewichtigen liegt Leptin im Blut in hohen Konzentrationen vor und hemmt das Hungergefühl trotzdem nicht. Dieser Effekt wird als Leptinresistenz bezeichnet, d.h. die Wirkung des Hormons lässt nach, wenn es im Überschuss vorhanden ist. Dieses Phänomen kennen wir auch vom Insulin bzw. der Insulinresistenz.

Adrenalin, Noradrenalin, Dopamin: Eine Dauerbelastung führt anfangs zu erhöhten Noradrenalinspiegeln mit gleichzeitiger Hemmung des Serotonins und Adrenalins. Im Verlauf sinken auch die Spiegel von Noradrenalin und Dopamin ab. Durch diese verminderte Aktivität verringert sich der Grundumsatz. Das heißt, unser Körper benötigt jetzt weniger Energie, um seine Funktionen aufrecht zu erhalten. Er läuft auf »Sparflamme«, so dass für eine ausgewogene Energiebilanz weniger Nahrung als bisher benötigt wird.

Einfluss der Stresshormone auf die Gesundheit

Wie stark sich eine chronische Stressbelastung auf eine Person auswirkt, lässt sich im Blut anhand der Hormonspiegel untersuchen.

HORMONSPIEGEL BEI DAUERSTRESS	DARAUS RESULTIERENDE FOLGEN
Cortisol erhöht	Konzentrationsstörungen Appetitsteigerung, Insulinerhöhung Fettgewebsvermehrung
Katecholamine vermindert	Verringerung des Grundumsatzes
Serotoninmangel	Konzentrationsprobleme, Schlaflosigkeit Essstörungen, Gewichtszunahme Unspezifische Schmerzen (Fibromyalgie) Chronische Erschöpfung, Angstzustände Migräne, Depression
Melatoninmangel	Schlafstörung, Infektneigung Bluthochdruck
Cortisolmangel	Antriebslosigkeit, Abgeschlagenheit Müdigkeit, Ängste, Depressionen Chronische Schmerzen, Stressintoleranz

Serotonin: Serotonin ist ein wichtiger hemmender Nervenbotenstoff mit zentraler Bedeutung bei chronischem Stress. Serotonin ist die Vorstufe des »Schlafhormons« Melatonin. Serotonin wird zum größten Teil in der Darmschleimhaut gebildet. Weitere Bildungsorte sind Leber, Milz und das Zentralnervensystem. Der Ausgangsstoff für die Serotoninbildung ist die Aminosäure Tryptophan, also ein Baustein aller Proteine im Körper. Serotonin reguliert den Blutdruck, steuert die Beweglichkeit des Darmes und die Nährstoffaufnahme in den Darmzellen. Im Nervensystem wirkt Serotonin stimmungsaufhellend, schlafregulierend, angstlösend und antidepressiv. Außerdem hat es einen positiven Einfluss auf die Lern- und Merkfähigkeit. Weiterhin ist die Steuerung unseres Appetits serotoninabhängig. Hohe Serotoninspiegel fördern das Sättigungsgefühl, ein Serotoninmangel kann mit Heißhunger einhergehen. Bei Stressreaktionen wird die Bildung von Serotonin anfänglich verstärkt, bei lang anhaltender Belastung verringert sich die Serotoninkonzentration erheblich. Ein Mangel an Serotonin hat gravierende Auswirkungen auf den Körper (siehe Kasten Seite 23). Kurz gesagt: Zufriedene, ausgeglichene Menschen neigen weniger zu Heißhunger und haben weniger Risiko für einen Stressbauch

Melatonin: Melatonin ist das Schlafhormon. Es ist wie Serotonin ein Gegenspieler des Cortisols, der bei Stress vermehrt aus der Epiphyse (Zirbeldrüse des Gehirns) freigesetzt wird. Melatonin stimuliert das Immunsystem, senkt den Blutdruck, hat tumorhemmende Effekte und steuert einen normalen Schlaf-Wach-Rhythmus. Melatonin kann nur aus Serotonin gebildet werden, sodass bei einem Serotoninmangel häufig verminderte Melatoninspiegel vorliegen. Das führt zum Beispiel dazu, dass man nicht mehr gut schlafen kann.

Tryptophan: Damit wird klar, dass eine ausgewogene Ernährung, die ausreichend Eiweiß enthält, wichtig für einen guten Schlaf ist. Als Baustein aller Proteine ist Tryptophan sowohl in tierischen Lebensmitteln, wie Eier, Käse, Fisch und Fleisch, als auch in pflanzlichen Lebensmitteln, wie Hülsenfrüchte (Kichererbsen, Bohnen, Linsen, Erbsen), Getreide und Nüsse, enthalten. Wenn Tryptophan in der Nahrung fehlt, sinkt der Serotoninspiegel und das drückt regelrecht auf unsere Stimmung. Außerdem haben niedrige Serotoninspiegel häufig niedrige Melatoninspiegel zur Folge, was uns den Schlaf raubt und unserem Immunsystem zu schaffen macht. Dauerhaft zu niedrige Melatoninspiegel können den Blutdruck erhöhen und das Tumorwachstum begünstigen. Dunkelheit im Schlafzimmer ist übrigens gut, um den Melatoninspiegel anzuheben.

Wann kommt es zum Burnout oder einer Depression?

Bleibt der Cortisolspiegel auf Dauer erhöht, kann sich ein Krankheitsbild entwickeln, das in einem »Burnout« oder einer Depression mündet.

Erschöpfung der Nebennieren

Ein andauernd erhöhter Cortisolspiegel stellt nämlich eine Dauerbelastung für die Nebennieren dar. Halten die Nebennieren dieser Belastung nicht mehr Stand, »sind sie ausgebrannt« und es kann zu einem Abfall der Cortisolproduktion kommen. 20 bis 25 Prozent der Menschen mit chronischem Stress erleben einen krankmachenden Abfall des Cortisolspiegels. Dies wird »Hypocortisolismus« genannt und kann mit einer Erschöpfung der Nebenniere gleichgesetzt werden. Ein Cortisolmangel wirkt sich auf unseren Stoffwechsel, das Immunsystem und das Schmerzempfinden aus. Sinkt der Cortisolspiegel und damit die Entzündungshemmung, kommt es zu einer gesteigerten Bildung und Freisetzung von proentzündlichen Stoffen im Körper (Prostaglandine und Interleukin 1,6,12), was zu Antriebslosigkeit, Abgeschlagenheit und Müdigkeit führen kann. Außerdem leiden Menschen mit einem erniedrigten Cortisolspiegel häufiger an Ängsten, Depressionen, chronischen Schmerzstörungen und einer Stressintoleranz. Beachtenswert ist auch der Zusammenhang zwischen einem erniedrigten Cortisolspiegel und der Entstehung oder Verschlechterung von Asthma und Neurodermitis.

Symptome/Erkrankungen bei Dauerstress

Chronische Stressbelastung führt zu biochemischen Veränderungen im Körper und kann sich allgemein wie folgt äußern:

- Unruhe, Ablenkbarkeit
- Leistungsschwäche, Müdigkeit
- Konzentrationsstörungen, Schlafstörungen
- Bluthochdruck, Herz-Kreislauf-Erkrankungen
- Magenbeschwerden
- Muskelschwäche
- Libidoverlust, Impotenz
- Infektanfälligkeit
- Depression, Aggressivität, Angstzustände
- Chronische Schmerzen (Migräne, Fibromyalgie)
- Grundumsatzverringerung, Appetitsteigerung, Insulinresistenz
- Adipositas (übermäßige Vermehrung von Körperfett)

Kurz gefasst: Stressbauch entsteht

Chronischer Stress verändert unseren Stoffwechsel in Richtung Appetitsteigerung mit vermindertem Grundumsatz und Insulinresistenz. Diese Faktoren führen nahezu unweigerlich zur Gewichtszunahme und damit zum Stressbauch.

Selbsttest Burnout

Um herausfinden zu können, ob die eigene Erschöpfung eine Burnout-Gefahr darstellt, gibt es einen Test, der in fast allen wissenschaftlichen Studien zum Burnout-Syndrom eingesetzt wird. Er wurde 1981 von Christina Maslach und Susan E. Jackson entwickelt und fünf Jahre später überarbeitet. Dieser »Maslach Burnout Inventory Test« fragt mit 22 Fragen die drei Dimensionen eines Burnouts ab:

- die eigene emotionale Erschöpfung
- den Zustand der Selbstentfremdung (Depersonalisation) bzw. das verminderte Einfühlungsvermögen für die Belange anderer Menschen (Empathieverlust)
- die reduzierte persönliche Leistungsfähigkeit

Berufliche Erschöpfung: Die Fragen zur beruflichen Erschöpfung befassen sich mit deinem Verhältnis zum Arbeitsplatz bzw. zum Inhalt deiner Arbeit. Empfindest du deine Arbeit schwierig, ermüdend oder stressig? Maslach unterscheidet hier Arbeitszeit und Urlaubszeit, um eine Abgrenzung zwischen Burnout und Depression zu finden. Wenn die Beschwerden im Urlaub wegfallen, handelt es sich höchstwahrscheinlich nicht um eine Depression.

Depersonalisierung/Empathieverlust: Hat sich dein Verhältnis zu Kolleg*innen, Kund*innen oder Freunden/Familie verändert? Spürst du einen Verlust an Wertschätzung, hältst du große emotionale Distanz zu deinen Mitmenschen und äußerst du dich ihnen gegenüber abwertend, bis zynischen oder spürst gar Gleichgültigkeit?

Persönliche Leistungsfähigkeit: Wie leistungsfähig fühlst du dich? Die eigene Leistungseinschätzung ist ein Gefühl, dass als »Sicherheitsventil« wirkt und im Falle einer beruflichen Erschöpfung zum Ausgleich beiträgt. Sie sorgt für einen positiven Blick auf das beruflich Erreichte.

Anweisung für den Burnout-Selbsttest: Auf der folgenden Doppelseite steht der Test. Gib an, wie häufig die folgenden Aussagen auf dich zutreffen, indem du die passende Zahl ankreuzt.

Burnout-Selbsttest

NR.	AUSSAGE	NIE	MIND. EIN PAAR MAL IM JAHR	MIND. EINMAL IM MONAT	EINIGE MALE PRO MONAT	EINMAL PRO WOCHE	MEHRMALS PRO WOCHE	JEDEN TAG
		0	1	2	3	4	5	6
01	Ich fühle mich durch meine Arbeit emotional erschöpft							
02	Ich fühle mich am Ende eines Arbeitstages verbraucht							
03	Ich fühle mich bereits ermüdet, wenn ich morgens aufstehe und einen neuen Arbeitstag vor mir liegen sehe							
04	Ich kann leicht nachvollziehen, was in meinen Kolleg*innen/Vorgesetzten vorgeht							
05	Ich habe das Gefühl, manche Klient*innen/Kolleg*innen unpersönlich zu behandeln, als wären sie Objekte							
06	Den ganzen Tag mit Menschen zu arbeiten, strengt mich an							
07	Ich gehe erfolgreich mit den Problemen anderer Menschen um							
08	Ich fühle mich durch meine Arbeit ausgebrannt							

NR.	AUSSAGE	NIE	MIND. EIN PAAR MAL IM JAHR	MIND. EINMAL IM MONAT	EINIGE MALE PRO MONAT	EINMAL PRO WOCHE	MEHRMALS PRO WOCHE	JEDEN TAG
		0	1	2	3	4	5	6
09	Ich habe das Gefühl, durch meine Arbeit andere Menschen positiv zu beeinflussen							
10	Seit ich diese Arbeit ausübe, bin ich Menschen gegenüber gleichgültiger geworden							
11	Ich befürchte, dass mich meine Arbeit emotional verhärtet							
12	Ich fühle mich voller Energie							
13	Ich fühle mich durch meine Arbeit frustriert							
14	Ich habe das Gefühl, zu verbissen zu arbeiten							
15	Es interessiert mich nicht wirklich, was mit manchen meiner Kolleg*innen geschieht							
16	Bei der Arbeit in direktem Kontakt zu Menschen zu stehen, stresst mich zu sehr							

NR.	AUSSAGE	NIE	MIND. EIN PAAR MAL IM JAHR	MIND. EINMAL IM MONAT	EINIGE MALE PRO MONAT	EINMAL PRO WOCHE	MEHRMALS PRO WOCHE	JEDEN TAG
		0	1	2	3	4	5	6
17	Mir fällt es leicht, in meinem Arbeitsumfeld eine entspannte Atmosphäre zu schaffen							
18	Ich fühle mich angeregt, wenn ich eng mit meinen Kolleg*innen zusammengearbeitet habe							
19	Ich habe viele lohnende Ziele bei meiner Arbeit erreicht							
20	Ich habe das Gefühl, am Ende meiner Weisheit zu sein							
21	Bei meiner Arbeit gehe ich mit emotionalen Problemen sehr gelassen um							
22	Ich habe das Gefühl, dass mir meine Kolleg*innen/ Mitarbeitenden für manche ihrer Probleme die Schuld geben							

Auswertung: Zur Auswertung zählt man die Ergebnisse zusammen. Doch aus wissenschaftlichen Gründen ist der Test so angelegt, dass die einzelnen Aussagen in ihrer Abfolge nicht den drei Themenbereichen direkt zuzuordnen waren. Deshalb musst du jetzt die einzelnen Aussagen nach folgendem Schema zusammenrechnen, damit du zu einem Ergebnis kommen kannst. Übertrage deine Punkte in die Tabelle und zähle zusammen:

BERUFLICHE ERSCHÖPFUNG												
Addiere die Ergebnisse folgender Aussagen	Aussagen	01	02	03	06	08	13	14	16	20		Auswertung
	Meine Punkte										Summe =	< 17 = gering, 18 bis 29 = mittel, > 30 = hoch

DEPERSONALISATION												
Addiere die Ergebnisse folgender Aussagen	Aussagen	05	10	11	15	22						
	Meine Punkte										Summe =	< 5 = gering, 6 bis 11 = mittel, > 12 = hoch

EIGENE LEISTUNGSEINSCHÄTZUNG												
Addiere die Ergebnisse folgender Aussagen	Aussagen	04	07	09	12	17	18	19	21			
	Meine Punkte										Summe =	< 33 = gering, 34 bis 39 = mittel, > 40 = hoch

Bedeutung: Bitte beachte bei der Auswertung des Tests, dass eine hohe Punktzahl bei der beruflichen Erschöpfung und der Depersonalisation ungünstig ist. Bei der Einschätzung deiner eignen Leistungsfähigkeit ist eine hohe Punktezahl natürlich gut!

Punktesumme im »geringen Bereich«:
Du musst dir keine Sorgen machen. Deine Stressbelastung bzw. dein Erschöpfungszustand ist nicht beunruhigend Dein Körper ist in einer guten Regulationslage.

Punktesumme im »mittleren Bereich«:
Du solltest auf dich aufpassen und dir Ruhe und Entspannungsphasen gönnen, denn dein Körper hat die Tendenz aus dem Gleichgewicht zu geraten.

Punktesumme im »hohen Bereich«:
Dein Körper ist aus dem Gleichgewicht geraten und du hast die Grenze zum Burnout wahrscheinlich überschritten. Bitte hole dir professionelle Unterstützung.

Patientenbeispiele

Zum Abschluss des ersten Kapitels, das sehr viel Theorie enthält, gehen wir gemeinsam in die Praxis. Anhand von zwei Beispielen schauen wir uns Patientinnen an, die nahezu exemplarisch für das Phänomen »Stressbauch« stehen.

Beispiel 1 – Frau K.

Daten: weiblich, 49 Jahre, Körpergröße 173 Zentimeter, Gewicht 88 kg BMI 29,4 (entspricht einem leichten Übergewicht), Medikamente: Blutdrucktabletten

Ausgangslage: Frau K. möchte abnehmen. Sie sagt, sie habe in den letzten 10 Jahren 10 kg Gewicht zugenommen. In dieser Zeit habe sich ihr Stresslevel sowohl beruflich als auch privat deutlich erhöht. Sie habe bei einem anderen Arzt ein Cortisolprofil messen lassen und die Cortisolwerte seien deutlich erhöht. In der Familie neige man zum Übergewicht. Sie mache keinen Sport, aber sie gehe fast täglich. 30 Minuten spazieren. Besonders störe sie ihr Heißhunger auf Süßes. Sie sei nahezu süchtig auf Schokolade. In den letzten 10 Jahren habe sie mehrere Diäten versucht, zuletzt Intervallfasten, dabei immer etwas abgenommen, aber insgesamt kontinuierlich zugenommen. Erschwerend kommt hinzu, dass sie so langsam in die Wechseljahre komme. Seit 3 Jahren benötige sie Blutdrucktabletten, aber sonst sei sie gesund.

Memo: Stress, Cortisolspiegel hoch, Blutdruck hoch, Heißhunger auf Süßes, Gewichtszunahme

Behandlung: Warum es der Patientin so geht wie hier beschrieben, werden wir im nächsten Kapitel gemeinsam erarbeiten.

Beispiel 2 – Frau X.

Daten: weiblich, 45 Jahre, 10 bis 15 kg Übergewicht, Körpergröße 163 Zentimeter, Gewicht zwischen 80 und 85 Kilogramm, BMI ca. 31.

Ausgangslage: Frau X. sagt, sie wolle abnehmen, weil sie sich nicht mehr wohl fühlt. Sie hat zum Glück noch keine wesentlichen Folgeerkrankungen. Allerdings klagt sie über wenig Energie, ihre Haut sei schlecht und sie habe ab und an Gelenkschmerzen.

Ich, Sina, lasse sie nach einem ersten telefonischen Gespräch ein Ernährungsprotokoll über drei Tage schreiben und mache mit ihr den Stresstest AVEM (= Arbeitsbezogenes Verhaltens- und Erlebensmuster) von Uwe Schaarschmidt und Andreas W. Fischer. Die Ergebnisse verblüffen mich nicht, sondern bestätigen meinen Verdacht: Sie ist kaum in der Lage abzuschalten, ist innerlich unruhig, erlebt kaum soziale Unterstützung und ist trotz hoher Arbeitsbelastung auch noch eine Perfektionistin.

Ernährung: Ihre Ernährung spiegelt diese Gesamtsituation wider: Sie isst quasi ständig, bis zu zehnmal täglich und dann leider häufig ungesunde Snacks wie Schokoriegel, ein paar Gummibärchen hier und zwei Kekse da. Das alles geschieht nebenher, ohne dass sie richtig bemerkt, dass sie schon wieder etwas gegessen hat. Abends gönnt sie sich zur Beruhigung und zum Abschalten ein Glas Wein und knabbert noch etwas Salziges dazu. Leider sind die oft getrunkenen Softgetränke auch ein großes Problem. Bewegung, geschweige denn Sport? Fehlanzeige.

Behandlung: Wir schauen uns gemeinsam alle Faktoren an, um Gewicht reduzieren zu können. Im ersten Schritt geht es darum, wie ihre zukünftige Ernährung sein soll. Mir ist hier ganz wichtig, dass dies keine Diät darstellt, sondern eine dauerhafte, schmackhafte und gut in dem Alltag umsetzbare Ernährung ist. Alles andere wäre Verzicht und Disziplin, was auf Dauer keinen Erfolg hat. Also besprechen wir hier auch auf Rezeptebene, was sie wann essen könnte, und sie geht mit konkreten Ideen in die Umsetzung. Die Rezepte sind so aufgebaut, dass sie jederzeit variieren kann, saisonale Zutaten austauschen kann, und so kommt sie Schritt für Schritt auf weitere Ideen und Rezepte. Das ständige Snacken und die Auswirkungen auf den Körper versteht sie schnell und sie verändert ihr Verhalten schon bewusst. Der nächste Punkt betrifft die Essstrategie, also: Warum esse ich denn jetzt eigentlich? Habe ich Hunger oder befriedige ich hierdurch ein anderes Bedürfnis? Schnell wird klar, dass Stressbewältigung ihr Bedürfnis ist, und wir erarbeiten eine Ersatzstrategie statt Essen. In ihrem Falle war es eine abendliche flotte Runde Spazierengehen um den Stresslevel zu senken. Damit der Stresslevel über den Tag nicht so hochsteigen kann, habe ich ihr drei kleine Atemübungen gegeben, die sie in ihren Alltag eingebaut hat. Verknüpft an Tätigkeiten, vergisst sie diese auch nicht. Für ihren Perfektionismus haben wir einen neuen Glaubenssatz erarbeitet, der zwar langsam, aber nachhaltig anfängt zu wirken.

Die abendlichen Spaziergänge waren ein Anfang hin zu mehr Bewegung. Trotzdem haben wir herausgefunden, dass sie früher gerne schwimmen gegangen ist und nun plant sie dies zweimal die Woche für sich fest ein.

Ausblick: Innerhalb der ersten vier Wochen hat sie bereits 4 Kilogramm abgenommen, fühlt sich viel besser und fitter und ist sehr zuversichtlich in die weitere Umsetzung gegangen. Am allermeisten freue ich mich, wenn ich höre, dass die neue Ernährung ja so richtig schmeckt und sie so viele neue Lebensmittel kennen und lieben gelernt hat. Denn so ist eine dauerhafte und nachhaltige Umsetzung möglich. Nach sechs Monaten habe ich sie wieder getroffen und war beeindruckt, wie gut sie aussah – nicht nur dass sie ihr Wunschgewicht erreicht hat, sie strotzte vor Energie und strahlte dies auch aus!

Body-Mass-Index (BMI)

Der BMI ist ein Maß für das Verhältnis von Körpergewicht zu Körpergröße. Er berechnet sich wie folgt:

$$\text{BMI} = \frac{\text{Körpergewicht in Kilogramm}}{(\text{Körpergröße in Meter})^2}$$

$$\text{BMI} = \frac{\text{88 Kilogramm}}{(\text{1,73 Meter})^2} = 29{,}4$$

KAPITEL 2

DER STRESSBAUCH

Manchmal fällt es schwer zu beurteilen, ab wann Übergewicht gefährlich werden kann. Oftmals ist es auch ein individuelles Empfinden, dass man derzeit »zu viel auf den Rippen hat«. Wichtig ist hierbei nicht nur nach dem Body-Mass-Index (BMI) zu gehen, sondern den Taillenumfang zu betrachten. Denn manchmal schleicht sich Bauchfett, welches zwischen den Organen gelagert wird, ein und wird erstmal gar nicht erkannt. Auch gar nicht auffällig Dicke können auch bereits erhebliche Mengen Bauchfett eingelagert haben. Spätestens wenn der Taillenumfang erhöht ist, haben wir eine eindeutige Orientierung, dass zu viel dieses gefährlichen Bauchfettes eingelagert ist. Und spätestens dann sollte man dringend abnehmen – aus gesundheitlichen Gründen, nicht nur aus optischen Gründen.

Der Bauchumfang als Maßstab für gefährliches Übergewicht

Warum aber ist gerade das Fett am bzw. im Bauchraum so gefährlich? Nachgewiesenermaßen produziert dieses Fett Fettgewebshormone und Entzündungsfaktoren, welche den Cholesterinwert steigen lassen und somit ein Risikofaktor für Gefäßleiden und Herz-Kreislauf-Erkrankungen darstellen. Zudem liegt ein erhöhtes Risiko für Diabetes mellitus Typ 2 vor, da diese Botenstoffe die Insulinresistenz erhöhen (siehe Seite 62). Aktuelle Studien aus den USA zeigen ein um 400 Prozent höheres Diabetes mellitus Typ 2-Risiko bei einem Taillenumfang größer als 102 Zentimeter. Bauchfett fördert zudem das Risiko für Thrombosen und Embolien und kann durch die vermindert tiefe Atmung Asthma auslösen. Auch steigt das Risiko in Darm, Speiseröhre, Bauchspeicheldrüse und Leber an Krebs zu erkranken.

Taillenumfang

Wenn ein Taillenumfang außerhalb der Norm ist, steigt das Gesundheitsrisiko.

TAILLENUMFANG MÄNNER	TAILLENUMFANG FRAUEN	BEWERTUNG
> 94 cm	> 80 cm	erhöhtes Gesundheitsrisiko
> 102 cm	> 88 cm	deutlich erhöhtes Gesundheitsrisiko

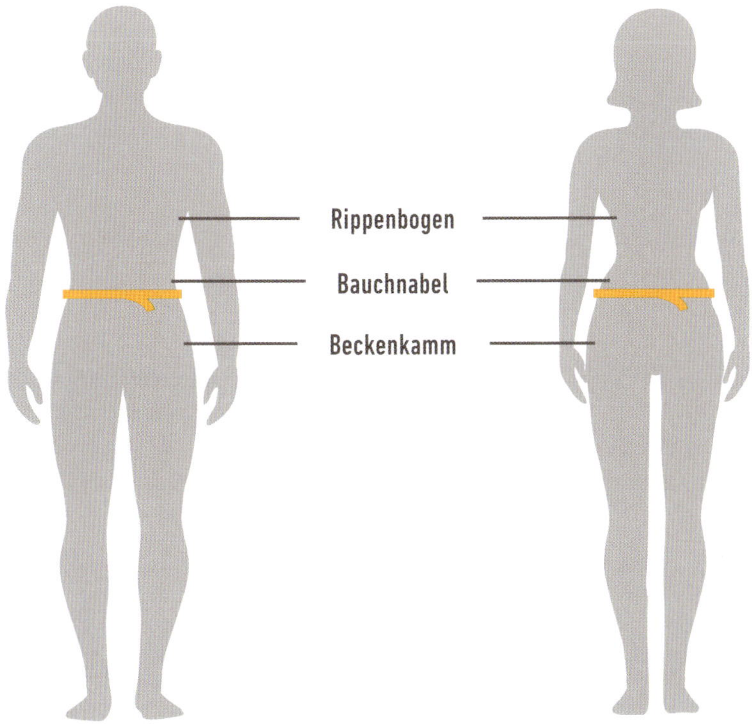

Messung des Taillenumfangs

Jetzt wirst du dich vielleicht fragen: Wie messe ich den Taillenumfang richtig? Dazu brauchst du ein handelsübliches Maßband wie es Schneider*innen in der Grundausstattung des Nähkästchens haben. Dann schaust du dir deinen Körper an: Zwischen der untersten Rippe (Rippenbogen) und der Oberkante deines Hüftknochens (Beckenkamm) ist die Taille, und hierum legst du das Maßband. Das ist ungefähr auf der Höhe deines Bauchnabels. Lege das Band eng anliegend um deinen Körper, in direktem Kontakt mit deiner Haut (ohne Kleidung dazwischen). Um gut ablesen zu können, bringe die Enden des Maßbandes vorne zusammen. Entspanne dich und atme aus. Dann kannst du messen – aber bitte nicht den Bauch einziehen!

Nervensystem und Körperfett

Wie schon im ersten Kapitel erläutert, wird unser Nervensystem in ein zentrales Nervensystem (ZNS) und ein peripheres Nervensystem (PNS) unterteilt, wobei letzteres auch das vegetative Nervensystem (VNS) umfasst. Kommen wir nun zu der Frage, wie sich die beiden Hauptnerven des vegetativen Nervensystems, Sympathikus (Spannungsnerv) und Parasymphaticus (Entspannungsnerv), bei Stresssituationen verhalten und warum dadurch neues Fettgewebe gebildet werden kann.

Abhängig von der Aktivitätslage des vegetativen Nervensystems, also Dominanz des Sympathikus oder des Parasympathikus, wird entschieden, welcher »Brennstoff« zur Energiegewinnung genutzt werden soll. Zur Auswahl stehen dem Körper der schnell verfügbare Traubenzucker (Glukose) oder das langsamer verfügbare Fett. Eiweiße (Proteine) müssen erst in ihre Bestandteile zerlegt werden, um dann in Glukose umgewandelt werden zu können.

Wie die einzelnen Nahrungsbestandteile verdaut werden und was genau Glukose, Glykogen, Blutzucker und Insulin ist, kannst du in Kapitel 3 ab Seite 50 nachlesen.

Ist der Adrenalinspiegel zu hoch, bildet sich Fettgewebe

Kommt es zu einem Anstieg des Stresshormons Adrenalin und damit zu einer erhöhten Aktivität des Sympathikus, bekommen alle Körperzellen das Signal, dass sie in Lebensgefahr sind und sich auf Kampf oder Flucht vorbereiten müssen. Leider steigt der Adrenalinspiegel auch bei »nicht lebensbedrohlichen« Situationen, wie einem unangenehmen Telefonat oder Streit in der Familie. Manchmal genügt auch schon ein übermäßiger Konsum von Kaffee, um den Adrenalinspiegel den ganzen Tag auf »Kampf- oder Fluchtniveau« zu halten. In dieser Situation entscheidet sich unser Körper nahezu immer für schnell verfügbare Energien, also für die Zuckerverbrennung, um die Nährstoffversorgung während des Kampfes aufrechterhalten zu können. Glukose wird in Form von Glykogen in der Leber und der Muskulatur gespeichert. Ein Adrenalinanstieg signalisiert diesen Geweben, dass dringend Energie gebraucht wird. Das Glykogen wird in Glukose gespalten und ins Blut abgegeben, der Blutzuckerspiegel steigt und die Energie steht dem Körper direkt zur Verfügung.

Die Fettverbrennung sorgt für eine langsame und stetige Energieversorgung, die am besten funktioniert, wenn der Parasympathikus aktiv ist. Während der Kampf-oder Fluchtreaktion wird die Energiegewinnung aus Fett als zu langsam und damit zu unsicher bewertet. Entwicklungsgeschichtlich macht diese Reaktion des Körpers Sinn. Nachdem die akute Bedrohung vorüber war, kam der Mensch wieder zur Ruhe. Glukose und Adrenalin wurden in der akuten Stresssituation durch Muskelarbeit abgebaut. Danach dominierte wieder der Parasympathikus und der Körper begann mit Stoffwechsel- und Reparaturvorgängen.

In der heutigen Zeit endet der Adrenalinüberschuss aber bei vielen Menschen fast nie. Hinzu kommt, dass Stresssituationen meistens am Schreibtisch oder Küchentisch, also ohne körperliche Anstrengung durchlebt werden. Ohne Muskelaktivität und Bewegung wird aber viel weniger Energie verbraucht und der Blutzuckerspiegel bleibt auf einem erhöhten Niveau. Dieser erhöhte Blutzuckerspiegel ist der Reiz für die Bauchspeicheldrüse Insulin freizusetzen, das den Blutzucker senken soll. Über die Bindung des Insulins an Insulinrezeptoren wird Glukose in die Leber- und Muskelzellen aufgenommen und dort als Glykogen gespeichert, das wiederum als schnelle Energiequelle zu Glukose abgebaut werden kann (siehe oben). Sind die Glykogenspeicher in den Leber- und Muskelzellen voll, wird unter Insulineinfluss die Neubildung von Fett (Triglyceridsynthese) in der Leber und im Fettgewebe stimuliert.

Wir haben also nicht einen einzigen Bissen gegessen und trotzdem kann es über einen Adrenalinanstieg zur Neubildung von Fettgewebe kommen.

So entsteht ein Stressbauch

Stress ≥ Adrenalinanstieg ≥ Blutzuckeranstieg ≥ Insulinanstieg ≥ Bildung von Fettgewebe

Die Cortisolfalle

Dauert die Stressbelastung länger an, ändert sich die hormonelle Antwort des Körpers. Anstelle des Adrenalins stehen die Veränderungen im Cortisolstoffwechsel im Vordergrund. Als Erstes steigt der abendliche Cortisolspiegel an, obwohl zu dieser Zeit ein niedriger Cortisolspiegel für einen guten Schlaf nötig wäre, was der Grund für Schlafstörungen in Stresssituationen sein kann. Zusätzlich folgen einem erhöhten Cortisolspiegel weitere biochemische Veränderungen im Körper, die langfristig zum sogenannten »Metabolischen Syndrom« führen können. Damit bezeichnet man das Auftreten von Übergewicht, Bluthochdruck, erhöhten Cholesterinspiegeln und Insulinresistenz. Die Insulinresistenz ist die Vorstufe zur Zuckerkrankheit (Diabetes mellitus Typ 2).

Erhöhte Cortisolspiegel: Erinnern wir uns noch einmal an das Kapitel 1 zurück. Entwicklungsgeschichtlich gab es als Ursache für Dauerstress, also für dauerhaft erhöhte Cortisolspiegel, nur Kriege und damit verbundene Hungersnöte. Erhöhte

Cortisolspiegel signalisieren unserem Körper eine Nahrungsknappheit, was zur Verlangsamung von Stoffwechselvorgängen führt, damit die Hungersnot mit den vorhandenen Energiereserven überstanden werden kann. Außerdem ist Cortisol ein kataboles Hormon, d.h. es führt zu Abbauprozessen im Körper, um die Energiereserven bereitzustellen. Unter Cortisolwirkung werden Aminosäuren aus Proteinen freigesetzt, die wiederum zur Neubildung von Glukose verwendet werden können. Der Blutzuckerspiegel steigt, damit wir auch bei Nahrungsmangel noch leistungsfähig sind. Verbrauchen wir den bereitgestellten Zucker aber nicht, weil wir nicht körperlich aktiv sind, muss Insulin aus der Bauchspeicheldrüse ausgeschüttet werden, um den Blutzucker zu senken, indem die Glukose als Glykogen in Leber- und Muskelzellen gespeichert wird. Dauerhaft erhöhte Blutzuckerspiegel führen zu dauerhaft erhöhten Insulinspiegel und damit zur Insulinresistenz, d.h. das Insulin verliert seine Wirkung an den Zellen, obwohl ausreichend Insulin im Blut vorhanden ist.

Woher nimmt unser Körper die Proteine? Muskeln, Haare, Haut, Herz und Gehirn bestehen zum größten Teil aus Proteinen. Unser Herz und unsere Gehirn werden als überlebenswichtige Organe eingestuft und deshalb nicht angetastet. Die mengenmäßig ausreichend vorhandene Muskulatur jedoch, scheint dem Körper bei Nahrungsknappheit eine vertretbare Energiequelle zu sein. Anhaltend hohe Cortisolwerte können die Muskelmasse deutlich verringern, was zur Folge hat, dass in den Muskelzellen weniger Glukose als Glykogen gespeichert werden kann und die Glukose im Blut zurückbleibt. Erhöhte Blutzuckerspiegel sind für uns aber sehr schädlich, weshalb die Blutzuckersenkung Priorität hat. Ist in den Muskeln kein Platz mehr für die Glukose, wird sie als Fett gespeichert. Cortisol hat also nicht nur über die Verlangsamung der Fettverbrennung, sondern auch über die Fettneubildung einen ungünstigen Einfluss auf unser Gewicht.

Ist weniger Essen die Lösung?

Wenn in unserem Körper durch Dauerstress und erhöhte Cortisolspiegel der Stoffwechsel verlangsamt, weil er auf Nahrungsknappheit und Fettspeicherung programmiert wird, nehmen wir zu, obwohl wir unsere Ess- und Sportgewohnheiten nicht verändert haben. Es ist also nicht einmal nötig mehr zu essen, damit es zu einer Gewichtszunahme kommt, ein Fettabbau ist dementsprechend schwierig.

Diäten unter Stress: Wie reagieren Menschen, wenn sie bemerken, dass das Gewicht langsam aber stetig steigt? Sie beginnen eine Diät und versuchen weniger zu essen. Die meisten Diäten führen zu einer verringerten Nährstoffzufuhr, was unseren Körper in seiner Annahme »Nahrungsknappheit« weiter bestärkt. Viele Menschen neigen aber bei Stress dazu, ungesund und zu viel zu essen. Essen wir aber deutlich zu viel oder zu kalorienreich, freut sich unser Körper über das »unerwartete Ende der Hungersnot« und ist bereit alle Kalorien aufzunehmen, um die Energiedepots zu füllen. Zusätzlich erniedrigt eine verminderte Muskelmasse den Grundumsatz, was wiederum zur Gewichtszunahme führen kann. Das ist der Grund, warum viele Diäten unter Stress im besten Fall nicht funktionieren, im schlechtesten Fall die Situation verschlimmern.

Richtig abnehmen: Wer abnehmen will, muss also essen und zwar das Richtige. Einfach gesagt, brauchen wir viel Eiweiß und wenig Kohlenhydrate um langfristig gesund Gewicht abzunehmen. Warum das so ist, erfährst du ab Seite 50.

Ist ein intensives Sportprogramm die Lösung?

Du ernährst dich gesund, treibst viel Sport und nimmst dennoch nicht ab? Ist unser Körper im Stress, dominiert der Sympathikus (Stressnerv) das vegetative Nervensystem. Wir hetzen von der Arbeit nach Hause, versorgen die Familie, am Abend quälen wir uns noch zum Sport, weil wir ja abnehmen möchten, und dennoch bewegt sich nichts auf der Waage. Kommt zur Sympathikusdominanz ein intensives (»stressiges«) Sportprogramm dazu, kann den Sympathikus zusätzlich belasten und damit das bestehende Ungleichgewicht verstärken. Lösen wir uns also endlich von der reinen Kalorienbilanz beim Abnehmen und widmen uns etwas mehr der Stressreduktion!

Können wir Stress messen?

Stress kann von kurzer Dauer sein oder über längere Zeit anhalten. Eine kurzfristige Stresssituation bedarf keiner Messung der körperlichen Veränderungen. Dauert der Stress länger an kann es zu den zuvor genannten körperlichen Veränderungen kommen. Aber warum macht Stress nicht jeden Menschen gleichermaßen krank? Die Antwort ist: Unser Körper hat ein Toleranz- und Regulationssystem, das sehr individuell ist. Was den einen Menschen krank macht, belastet den anderen Menschen nur am Rande.

Es gibt also Menschen, die sehr belastet sind bzw. sich sehr belastet fühlen und andere, die bei objektiv ähnlicher Belastung ausgeglichen sind. Ebenso gibt es Menschen, die ihren Körper über Jahre weit über die Belastungsgrenze treiben und immer von sich behaupten, dass sie sich gut fühlen und nicht gestresst sind. Dennoch stellen sich über die Jahre kleinere und später auch größere Beschwerden ein. Müdigkeit, Schlafstörungen, Rückenschmerzen, Appetitverlust oder Gewichtszunahme (siehe Kasten Seite 27).

Erfahrene Therapeuten können häufig anhand des Anamnesegespräches und der körperlichen Untersuchung schon eine Einschätzung vornehmen, wo sich der Patient auf der Stressskala befindet. Wie stark die Regulationsstörung schon ausgeprägt ist, lässt sich aber nicht immer sicher sagen. Dafür stehen uns Messmethoden zur Verfügung, die auch als Verlaufsdiagnostik, also zur Messung des Therapieerfolges, eingesetzt werden. Dazu zählt die Analyse des vegetativen Nervensystems und der Herzratenvariabilität.

Die Herzratenvariabilität (HRV)

Dies ist die Veränderung des Zeitabstandes zwischen zwei aufeinanderfolgenden Herzschlägen in Millisekunden. Ein gesundes Herz schlägt nicht gleichmäßig, wie eine Uhr, sondern es gibt physiologische Variationen zwischen den einzelnen Herzschlägen. Normalerweise bemerken wir das nicht unbedingt, weil es nicht so deutlich spürbar ist, wie ein steigender oder sinkender Puls (in Schlägen pro Minute). Du bekommst eine Vorstellung von der HRV, wenn du ein paar tiefe Atemzüge machst und dabei deinen Puls fühlst. Während der Ausatmung werden die Intervalle zwischen den Schlägen länger (der Puls verlangsamt sich), während der Einatmung werden die Intervalle zwischen den Schlägen kürzer (der Puls wird schneller), das nennt man respiratorische Sinusarrhythmie. Eine hohe HRV wird allgemein als Zeichen eines gesunden Herzens angesehen und mit psychologischer Gesundheit, höherer Lebensqualität und geringerer Anfälligkeit für Krankheiten in Verbindung gebracht.

Regeneration und Anpassungsfähigkeit: Wie helfen uns diese Befunde in der täglichen Praxis? Die Analyse des vegetativen Nervensystems erlaubt uns nicht nur einen

Blick in die aktuelle Regulationslage des Körpers, sondern auch in die Regenerations- bzw. Anpassungsfähigkeit des Körpers. Stellen wir in der Erstmessung fest, dass die Patientin/ der Patient im Stress ist, lassen wir sie/ ihn in einem vorgegebenen Atemrhythmus (4 Sekunden Einatmung, 6 Sekunden Ausatmung) atmen und messen währenddessen erneut die Herzratenvariabilität.

Die Analyse des vegetativen Nervensystems

Geräte zur Messung des vegetativen Nervensystems stehen von mehreren Firmen zur Verfügung. Die nachfolgenden Befundkonstellationen schauen wir uns anhand von Musterbefunden an, die uns die Firma Commit GmbH zur Verfügung gestellt hat.

Die Messung: Gemessen wird in Ruhe, sitzend oder liegend. Die Messung dauert ca. 10 Minuten. Abhängig vom Gerät wird mit einem Brustgurt oder durch Auflegen der Hände auf Elektroden gemessen. Die Messung ist schmerz- und nebenwirkungsfrei. Gemessen wird die Aktivität des Sympathikus und des Parasympathikus in Ruhe.

Befunde interpretieren: Ist der Körper gut regulationsfähig, messen wir in Ruhe eine erhöhte Aktivität des Parasympathikus (Entspannungsnerv). Nimmt die Stressbelastung zu, kommt es zu einer Umkehr im vegetativen Nervensystem. Obwohl sich der Mensch während der Messung in »Ruhe« befindet, schaltet das vegetative Nervensystem nicht mehr in den Ruhemodus um, der Sympathikus bleibt aktiv. Bewegt sich der Mensch in Richtung Erschöpfung/Burnout erschöpft sich auch der Sympathikus.

Auswertung: Die Auswertung der nachfolgend gezeigten Befunde enthält jeweils drei Säulen. Die erste Säule (in Pink) stellt die Herzfrequenz in Ruhe dar, also den Puls, und dieser wird in »Herzschlag pro Minute« gemessen. Die rote Säule bildet den Sympathikus (Stressnerv, SI = Stressindex nach Baeysky), der als Indexwert keine Maßeinheit besitzt. Die blaue Säule steht für den Parasympathikus (Entspannungsnerv, RMSSD = root mean square of successive differences), der in Millisekunden angegeben wird. Die farbigen Hintergrundfelder bilden nach dem Ampelprinzip die Stärke der Regulationsstörung ab. Angestrebt wird der grüne Bereich.

Normalbefund
Analyse des vegetativen Nervensystems

Die Analyse zeigt eine gute Regulation des vegetativen Nervensystems. Die Herzfrequenz in Ruhe liegt bei 69 Schlägen pro Minute. Der Entspannungsnerv (blauer Balken) ist in Ruhe höher als der Stressnerv (roter Balken) und alle Balken befinden sich im grünen Hintergrundbereich. Dieser Mensch hat entweder keinen Stress oder sein Vegetativum kann die Belastungen gut kompensieren. Der Stress schadet ihm nicht.

Normalbefund

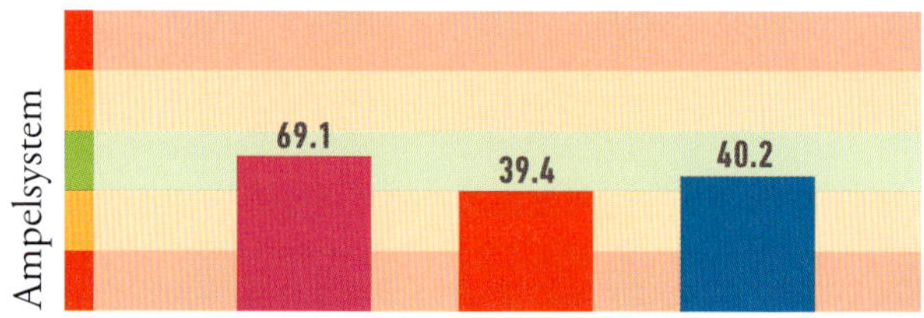

Pink = Herzfrequenz in Ruhe; Rot = Stressindex;
Blau = Entspannungsnerv

Stressbefund

Dieser Patient der nachfolgenden Analyse wurde auch in Ruhe, unter gleichen Bedingungen wie der Patient im Normalbefund gemessen. Im Vergleich zum Normalbefund, zeigen sich hier aber ein deutlich erhöhter roter Balken und ein erniedrigter blauer Balken. Außerdem befinden sich beide Balken außerhalb des grünen Hintergrundfeldes, aber noch im gelben Hintergrundfeld. Bei diesem Menschen ist die Regulationsfähigkeit reduziert. Der Körper schafft es kurzfristig nicht mehr aus dem Stressmodus in den Ruhemodus umzuschalten, obwohl sich der Mensch während der Messung in »Ruhe« befindet. In seinem vegetatives Nervensystem läuft der Stressmodus weiter, weshalb hier die ersten Umstellungsreaktionen des Körpers und des Stoffwechsels in Richtung Stress zu erwarten sind. Es können schon körperliche oder psychische Beschwerden zu bemerken sein, der Patient kann sich aber subjektiv auch noch völlig gesund fühlen. Typischerweise sind bei diesen Menschen alle Vorsorgeuntersuchungen unauffällig, weil die Veränderung im vegetatives Nervensystem einer Erkrankung oder Symptommanifestation häufig viele Jahre vorausgeht. Aus diesem Grund kann die Messung der Herzratenvariabilität ideal in der Präventionsmedizin, also in der Vorsorgeuntersuchung und zur Vorbeugung von Erkrankungen eingesetzt werden.

Stressbefund

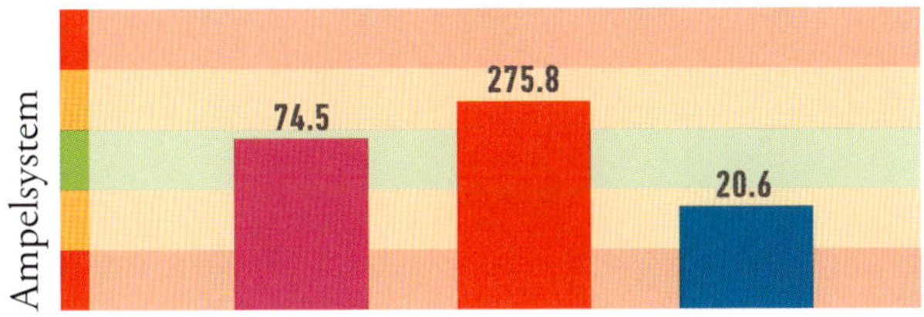

Pink = Herzfrequenz in Ruhe; Rot = Stressindex;
Blau = Entspannungsnerv

Burnoutbefund

Der nachfolgend vorgestellte Patient wurde ebenso unter identischen Bedingungen gemessen, wie die beiden vorherigen Personen. Hier liegt eine sehr stark reduzierte bzw. nahezu aufgehobene Regulationsfähigkeit vor. Der Stressbalken ist maximal erhöht und der Entspannungsbalken maximal erniedrigt und beide Balken befinden sich im roten Hintergrundbereich. Dieser Patient leidet unter ausgeprägten körperlichen und psychischen Symptomen, die der Diagnose »Burnout« entsprechen.

Burnoutbefund

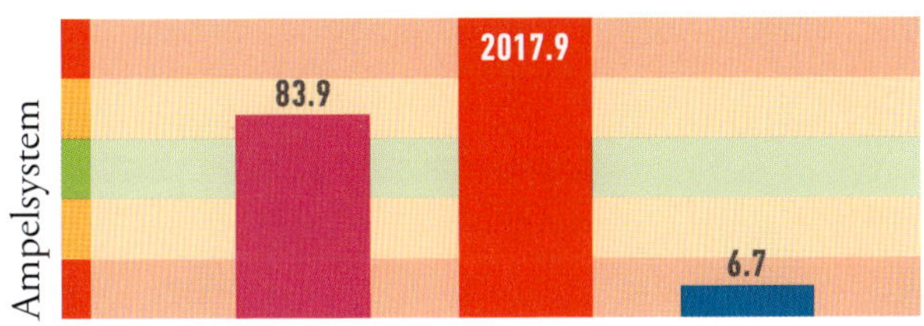

Pink = Herzfrequenz in Ruhe; Rot = Stressindex;
Blau = Entspannungsnerv

Die Analyse des Atemrhythmus

Bei dieser Analyse lassen wir den Patienten/die Patientin in einem vorgegebenen Atemrhythmus (4 Sekunden Einatmung, 6 Sekunden Ausatmung) atmen und messen währenddessen erneut die Herzratenvariabilität. Der Atemrhythmus 4:6 hat sich in Studien als Aktivator für den Entspannungsnerven (Parasympathikus) bewährt.

Beispiel 1

Erstmessung: Im Idealfall sollte das Messergebnis so aussehen wie unten. In der Erstmessung (drei linke Balken) sehen wir einen hohen Stressbalken und eine hohe Herzfrequenz in Ruhe, also einen zu hohen Stresslevel bzw. eine Überaktivität des Sympathikus.

Kontrollmessung unter Atemvorgabe: Die drei rechten Balken zeigen die Kontrollmessung unter Atemvorgabe mit 6 Atemzügen/Minute. Bei diesem Patienten genügen schon wenige Minuten Atemübungen, um den roten und blauen Balken umzukehren, d.h. die vegetative Regulation bewegt sich in Richtung Gleichgewicht. Der Sympathikus reduziert seine Aktivität und der Parasympathikus erhöht seine Aktivität. Durch diese einfache Messung mit Atemvorgabe wissen wir, dass dieser Patient allein durch die Atmung in der Lage ist, sein vegetatives Nervensystem positiv zu beeinflussen. Weil einmalig 7 Minuten Atemübungen aber nicht ausreichen, um einen dauerhaften Effekt zu erlangen, empfehlen wir diese Atemübungen vier Wochen lang, drei Mal täglich für 10 Minuten durchzuführen. Danach wird eine Kontrollmessung gemacht, die in vielen Fällen zeigt, dass das vegetative Nervensystem ausgeglichen ist und sich in Balance befindet. Viel wichtiger als eine gute Kontrollmessung ist aber das Befinden des Patienten. Die beschriebenen positiven Effekte können z.B. eine Senkung des vorher erhöhten Blutdrucks, ein besserer Schlaf, verminderte Schmerzen und ein besseres Wohlbefinden sein.

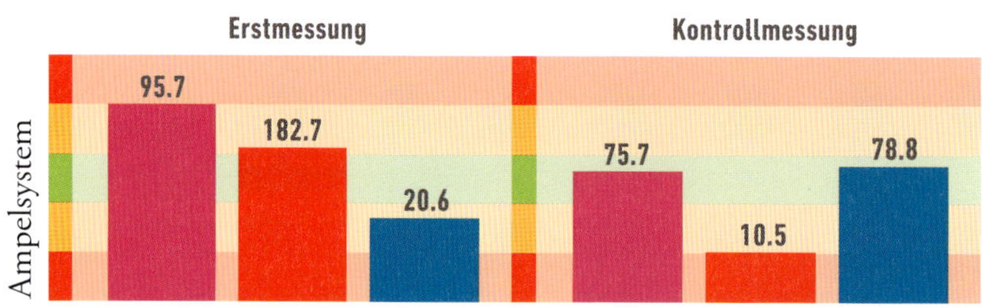

Pink = Herzfrequenz in Ruhe; Rot = Stressindex;
Blau = Entspannungsnerv

Beispiel 2

In manchen Fällen sehen wir eine andere Kontrollmessung, wie sie die nachfolgende Grafik anschaulich zeigt.

Erstmessung: Die Ausgangssituation ist identisch zu Beispiel 1. Der Patient hat einen hohen Stressbalken und eine hohe Herzfrequenz in Ruhe, also einen zu hohen Stresslevel bzw. eine Überaktivität des Sympathikus.

Kontrollmessung unter Atemvorgabe: Die Kontrollmessung unter Atemvorgabe im Beispiel 2 zeigt einen deutlich reduzierten Stressbalken, aber noch keine Umkehr der Balken. Hier haben wir es mit einer länger bestehenden Stressbelastung zu tun, sodass der Körper nicht mehr in der Lage ist in nur wenigen Minuten sein Reaktionsmuster zu verändern. Auch dieser Patient profitiert von einer Atemtherapie zu Hause. Aber bei ihm wird das alleine eventuell nicht ausreichen, um das vegetative Nervensystem ins Gleichgewicht zu bringen. Ihm würde ich, Nicolle, je nach Beschwerdebild weitere Regulationstherapien und Entspannungsverfahren wie Akupunktur, Qigong, Sport, chinesische Heilkräuter empfehlen.

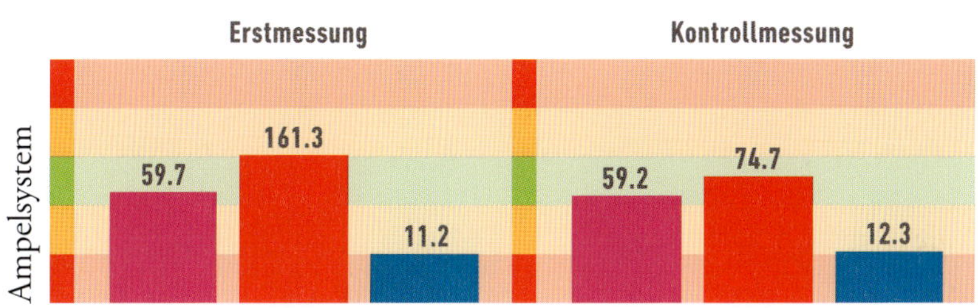

Pink = Herzfrequenz in Ruhe; Rot = Stressindex;
Blau = Entspannungsnerv

Die Analyse des Cortisolspiegels im Speichel

Ein weiteres Instrument zur Stressdiagnostik, neben der Analyse der Herzratenvariabilität, ist die Messung der Cortisolwerte im Speichel. Die nachfolgenden Musterbefunde hat uns die Firma Biovis Diagnostik GmbH zur Verfügung gestellt.

Drei Messungen am Tag: Es werden drei Speichelproben um 8.00 Uhr, 12.00 Uhr und 20.00 Uhr abgegeben, die den Tagesverlauf des Cortisolspiegels darstellen. Die erste Probenentnahme sollte nüchtern, vor dem Zähneputzen erfolgen. Die Mittag-

und Abendmessungen sollen frühestens 30 Minuten nach Nahrungsaufnahme durchgeführt werden. Vor der Speichelgewinnung sollte die Mundhöhle für 1 bis 2 Minuten mit Leitungswasser gespült werden. Die Ergebnisse stehen in winzigen Konzentrationen, denn der Cortisolspiegel im Speichel wird in Nanogramm pro Milliliter gemessen.

Auswertung: Wie eine Auswertung der Speichelproben aussehen kann, zeigen die nachfolgenden Musterbefunde. Dabei zeigt die jeweilige Grafik auf der x-Achse des Diagrammes die drei Speichelproben mit der jeweiligen Uhrzeit. Auf der y-Achse wird die Höhe des Cortisolspiegels in Nanogramm pro Milliliter aufgezeigt. Die grüne Kurve zeigt die Werte in der Patientenprobe, die beiden gelben Kurven stellen die Grenzen des Normalbereichs dar.

Normalbefund

In dieser Auswertung ist ein Mensch mit einem normalen Cortisoltagesprofil dargestellt. Der höchste Cortisolwert ist am Morgen, kurz nach dem Aufstehen zu messen. Danach sinken die Werte im Tagesverlauf kontinuierlich. Am Abend erreicht das Cortisol seinen Tiefststand, damit wir gut einschlafen können. Die grüne Kurve liegt innerhalb des durch die gelben Kurven vorgegebenen Normalbereiches.

In der Kurve nicht dargestellt, ist ein kleiner Anstieg des Cortisol am frühen Nachmittag. Aus Kostengründen ist die Nachmittagsmessung in der Routinediagnostik häufig nicht enthalten. Sie kann aber bei speziellen Fragestellungen durchgeführt werden.

UHRZEIT	ERGEBNIS	EINHEIT	NORMBEREICH
Cortisol (08 Uhr)	7,45	ng/ml	3,0 – 9,0
Cortisol (12 Uhr)	2,13	ng/ml	0,6 – 2,3
Cortisol (20 Uhr)	0,24	ng/ml	0,2 – 0,8

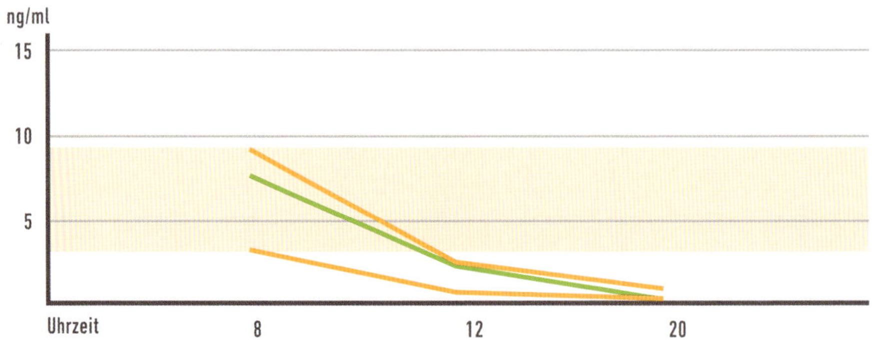

Stressbefund

Dieser Patient hat seine Speichelproben unter identischen Voraussetzungen abgeben. Die Auswertung zeigt für alle drei Proben erhöhte Cortisolwerte, die grüne Kurve liegt außerhalb des gelben Referenzbereiches. Die Tagesrhythmik ist aber erhalten.

UHRZEIT	ERGEBNIS	EINHEIT	NORMBEREICH
Cortisol (08 Uhr)	11,25	ng/ml	3,0 – 9,0
Cortisol (12 Uhr)	3,14	ng/ml	0,6 – 2,3
Cortisol (20 Uhr)	0,96	ng/ml	0,2 – 0,8

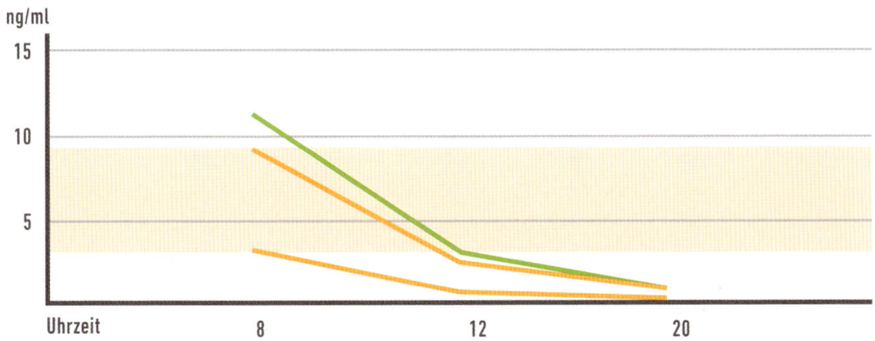

Burnoutbefund

Dieser Patient hat in allen drei Speichelmessungen deutlich erniedrigte Cortisolwerte, die grüne Kurve liegt unterhalb des Referenzbereiches. Außerdem fällt auf, dass die Tagesrhythmik fast aufgehoben ist. Der Unterschied zwischen dem Morgenpeak und den abfallenden Werten im Tagesverlauf ist nahezu aufgehoben.

UHRZEIT	ERGEBNIS	EINHEIT	NORMBEREICH
Cortisol (08 Uhr)	2,10	ng/ml	3,0 – 9,0
Cortisol (12 Uhr)	0,52	ng/ml	0,6 – 2,3
Cortisol (20 Uhr)	0,19	ng/ml	0,2 – 0,8

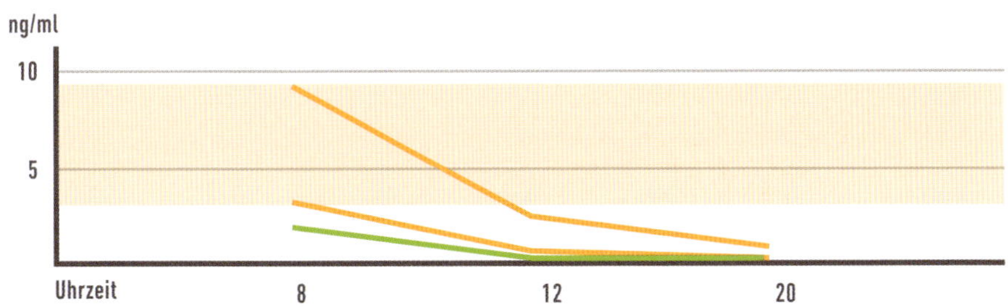

KAPITEL 3

DIE RICHTIGE ERNÄHRUNG

Stressbauch ade – das ist der Wunsch vieler, die an Übergewicht leiden. Doch wie? Sicher hast auch du dir bereits einige Gedanken gemacht, wie du abnehmen kannst. Im Internet, in Zeitschriften oder den sozialen Medien gibt es irre viele und auch teilweise widersprüchliche Aussagen und Vorschläge, wie erfolgreich Abnehmen geht – low carb, low fat, Intervallfasten und vieles mehr. Mit den folgenden Informationen geben wir dir ein wissenschaftlich fundiertes und mit unserer jahrelangen Erfahrung bereichertes Handwerkszeug an die Hand, damit du deinen Stressbauch dauerhaft erfolgreich reduzieren kannst.

Eine große Aufgabe

Nachdem wir in den bisherigen Kapiteln dieses Buches den Stress und seine Auswirkungen auf unser Körpergewicht beleuchtet haben, kommen wir nun ausführlich zum Thema Ernährung.

Was erwartet dich nun?

Dass der Stressbauch natürlich nicht nur vom Stress kommt, sondern auch von weniger guten Lebensmitteln oder zu viel Essen, dürfte wahrscheinlich allen klar sein. Zudem beeinflusst die Ernährung den Stresslevel und umgekehrt der Stresslevel die Ernährung. Es gilt also beide gemeinsam zu betrachten.

Die drei Hebel zum erfolgreichen Abnehmen

STRESSBEWÄLTIGUNG	wie ich mit Stress umgehe
ERNÄHRUNG	was und wie ich esse
BEWEGUNG UND SPORT	was zu mir passt

Wichtig ist aus unserer Sicht, dass die beiden Hebel Stressbewältigung und Ernährung gleichzeitig angegangen werden. Denn das eine geht nicht ohne das andere. Eine ausgewogene Ernährung ist wichtig, um gut im Stress bestehen zu können und danach wieder schnell zu regenerieren. Und den Stresslevel zu senken ist wichtig, um sich seiner Ernährung widmen zu können und die Ernährung dauerhaft auf »besser« umzustellen – denn das ist eine große Aufgabe. Nicht umsonst scheitert das bei vielen Patient*innen: Sie machen Diäten und kümmern sich nicht gleichzeitig um eine gute Ernährung. Somit sind alle Versuche und Vorhaben fast immer von vorneherein zum Scheitern verurteilt. Der dritte wichtige Hebel zum erfolgreichen Abnehmen ist Bewegung (siehe Seite 152), auf den wir allerdings nur kurz eingehen werden.

Keine Diät, kein Hungern

Von dem Jo-Jo-Effekt – also abnehmen und dann wieder mehr zunehmen als zuvor da war – hast du sicher schon gehört, und ihn vielleicht auch schon selbst erlebt. Der

Erfolg kann nur bleiben, wenn dauerhaft auf eine gute Ernährung umgestellt wird. Und aus diesem Grund sind unsere folgenden Ernährungsempfehlungen auch keine Diät, sondern eine verbesserte Art, sich zu ernähren. Sie sollten ein Leben lang eingehalten werden. Deshalb gibt es bei uns auch keine Verbote und kein Kalorienzählen und schon gar kein Hungern, sondern stattdessen Hinweise, Tipps und Empfehlungen, wie die Ernährung verbessert werden könnte. Du schaust und suchst dir aus, was für dich gut umsetzbar ist, was dir schmeckt und was du verbessern möchtet! Es muss in deinen Alltag passen und darf dich nicht zusätzlich stressen. Falls du Familie und Kinder hast, widmen wir dieser besonderen Herausforderung später noch einen Abschnitt »we are family«, denn auch das ist machbar und deine Familie wird ebenfalls davon profitieren (siehe Seite 89).

Ärztlicher Check-up

Grundsätzlich ist unser Ratgeber für den gesunden Erwachsenen gedacht, der das Abnehmen ohne ärztliche Begleitung versuchen möchte. Für alle mit Grunderkrankungen, wie Diabetes Typ 2, Herz-Kreislauf-Erkrankungen oder ähnlichem, oder diejenigen, die regelmäßig Medikamente nehmen, ist die Umstellung der Ernährung unter ärztlicher Begleitung zu empfehlen. Auch wenn du nun mit einem Sportprogramm starten möchtet und über 30 Jahre alt bist, ist eine ärztliche medizinische Vorsorgeuntersuchung zu Beginn wichtig.

Kalorien geben Lebensenergie

Eigentlich möchten wir ja nicht über Kalorien sprechen und schon gar nicht beim Essen anfangen, Kalorien zu zählen, denn dies kann Stress erzeugen und genau den wollen wir ja nicht haben. Dennoch ist es interessant zu wissen, was der Körper an Energie braucht, um all seine Aufgaben erledigen zu können.

Grundumsatz und Leistungsumsatz

Du lebst, du isst und du bewegst dich. Die Energie dazu nimmst du mit deiner Nahrung auf. Der Begriff »Kalorien« ist eine Maßeinheit, die den Gehalt dieser Energie misst. Der Kalorienbedarf ist individuell. Er setzt sich aus zwei Bereichen zusammen:

- dem Grundumsatz: Kalorienmenge, die der Körper im Ruhezustand verbraucht
- dem Leistungsumsatz: Kalorienverbrauch bei »Leistung und Arbeit«

Diese beiden Umsätze sind auch von deinem Gewicht, deinem Alter und von deiner Körperzusammensetzung, also aus wie viel Fett- und wie viel Muskelgewebe dein Körper besteht, abhängig. Und natürlich wie viel »Leistung« du verrichtest. Wenn du eine sitzende Tätigkeit hast, benötigst du deutlich weniger Kalorien, als wenn du einer körperlichen Arbeit nachgehst. Eine aktive Freizeitgestaltung verbraucht mehr Kalorien als etwa ein Buch lesen. Hausarbeit ist übrigens tatsächlich Arbeit und wird als mittelschwer bewertet – also wenn sie dich manchmal nervt, gleichzeitig bewegst du dich und verbrennst Kalorien – so kannst du zumindest etwas Positives daran finden …

Grundumsatz: Das ist die Energiemenge, die der Körper in Ruhe in 24 Stunden verbraucht, um alle lebenswichtigen Körperfunktionen aufrecht erhalten zu können. Den Grundumsatz berechnest du, indem du dein Gewicht mit 24 multiplizierst (siehe Kasten rechts). Doch Vorsicht: Der Wert »kg Körpergewicht« bezieht sich auf das Normalgewicht in deiner Größe und Altersklasse. Das bedeutet, dass hier ein falscher Wert herauskommen würde, falls du übergewichtig bist. Um einen realistischen Wert zu bekommen müsstest du beim Arzt eine Bioelektrische Impedanzmessung machen lassen. Dies ist eine genaue Bestimmung der Körperfett-, Wasser und Muskelmasse, da Fettgewebe deutlich weniger Energie verbraucht als Muskelmasse.

Broca-Index: Der Einfachheit halber nimm gerne deine Größe in Zentimeter und ziehe dann 100 ab. Das ist der sogenannte Broca-Index, der früher üblich war. Er liefert aber nur einen Näherungswert. Eine genaue Berechnung kannst du bei deinem Arzt/deiner Ärztin vornehmen lassen. Dabei wird neben deinem Alter auch deine Körperzusammensetzung berücksichtigt und dies kann genaue Werte liefern.

Grundumsatz und Leistungsumsatz

GRUNDUMSATZ
kg Körpergewicht x 24 kcal. Bei Frauen wird dieser Wert aufgrund der unterschiedlichen Körperzusammensetzung Muskel/ Fett noch mit 0,9 multipliziert

LEISTUNGSUMSATZ			
Tätigkeit	Beispiele	Energiebedarf pro kg Körpergewicht + Stunde	Faktor, zum Umrechnen
leichte Arbeit	Büroarbeit, Lehrer*in, sitzende Fließband-arbeit	0,5–1 kcal/kg/h	0,5
mittelschwere Arbeit	Hausfrau/ -mann mit mehreren Kindern, Landwirt*in, Maler*in	1–2 kcal/kg/h	1,0
schwere Arbeit	Bauarbeiter*in, Leistungssportler*in	bis 3 kcal/kg/h	3,0

Leistungsumsatz: Dann musst du noch deinen Leistungsumsatz berechnen. Dieser hängt entscheidend von deinem Alltag und deinem Beruf ab. Hierzu gibt es einfache Richtlinien (siehe Kasten auf der folgenden Seite 56).

Fallbeispiel

Ausgangslage: Eine Frau (Hausfrau, Mutter und Lehrerin) wiegt 60 Kilogramm und ist normalgewichtig. Sie steht um 6 Uhr auf, bewerkstelligt ihre Morgenroutine mit den Kindern und geht um 8 Uhr in die Schule zur Arbeit. In unserem Fallbeispiel kommt sie um 13 Uhr nach Hause, kümmert sich um die Kinder und macht die Hausarbeit. Von 17 bis 18 Uhr geht sie walken. Um 22 Uhr geht sie ins Bett.

Leistungsumsatz: Ihr Leistungsumsatz berechnet sich aus der Art ihrer Tätigkeit, die Zeit, die sie dafür aufwendet und dem Bedarf an Kilokalorien (kcal), den sie dafür nach den Richtwerten braucht, in diesem Beispiel sind es 630 kcal (siehe Kasten).

Grundumsatz: Ihr Grundumsatz beträgt 1440 kcal. Er berechnet sich aus Kilogramm Körpergewicht x 24 kcal.

Gesamtbedarf: Ihr Gesamtbedarf an Energie beläuft sich also auf 2070 kcal pro Tag.

Fallbeispiel: Berechnung des Kalorienbedarfs

UHRZEIT	ART DER ARBEIT	GESAMTZAHL AN STUNDEN	FAKTOR LEISTUNGSUMSATZ (KCAL/STUNDE)	KÖRPERGEWICHT	KCAL x GEWICHT x STUNDEN
06–08 Uhr, 08–13 Uhr	leichte Arbeit	7	0,5	60	210
13–17 Uhr, 17–18 Uhr	mittelschwere Arbeit	5	1,0	60	300
18–22 Uhr	leichte Arbeit	4	0,5	60	120
Gesamtsumme Kalorienbedarf Leistungsumsatz					630
Grundumsatz			24	60	1440
Summe Energiebedarf					2070

Einflussfaktoren beim Kalorienbedarf

Bei der Ermittlung des Kalorienbedarfs sind außer der Berechnung des Grundumsatzes und des Leistungsumsatzes noch folgende Punkte relevant:

Muskeln: Wenn du Muskeln aufbaust, verbrennst du nicht nur während des Sports Energie, sondern eben auch im Ruhezustand – übrigens auch im Schlaf – mehr Energie, das bedeutet dein Grundumsatz liegt höher. Es macht also durchaus Sinn, Sport zu treiben und Muskeln aufzubauen. Je mehr Muskelgewebe du hast, umso mehr Energie wird verbrannt.

Bewegung: Je mehr du dich bewegst und auch geistig forderst, umso mehr Kalorien verbraucht dein Körper. Und hier zählt nicht nur Sport, sondern auch jeder einzelne Schritt, jedes Mal Aufstehen und wieder Hinsetzen beispielsweise in der Arbeit, jede Stufe zu Fuß, statt mit der Rolltreppe zu gehen oder beim Busfahren nach Hause eine Haltestelle vorher aussteigen. Und, wie gesagt, auch Hausarbeit.

Lebensalter: Und noch ein letzter wichtiger Punkt: Je älter du wirst, umso weniger Kalorien benötigst du. Zwischen 33 und 55 Jahren reduziert sich dein Kalorienbedarf um 10 Prozent, dann bis zum Alter von ungefähr 70 Jahren nochmals um 15 Prozent und danach nochmals um 10 Prozent.

Abnahme Kalorienbedarf nach Alter

ALTER	ABNAHME KALORIENBEDARF
ab ca. 33 Jahren	minus 10 Prozent
zwischen 55 und 70 Jahren	minus 15 Prozent
über 75 Jahre	minus 10 Prozent

Das hat zur Folge, dass du bei gleicher Ernährung über die Jahre immer mehr zunimmst! Vielleicht ist dir schonmal aufgefallen, dass viele Mitte 30 auf einmal ein Bäuchlein bekommen und manche gar nicht wissen warum – »seltsam, ich mache nichts anders als sonst«. Und genau hierin liegt die Begründung! Mit unseren Empfehlungen kannst du sicherstellen, dass du mit allen wichtigen Nährstoffen versorgt bist, aber nicht zu viele Kalorien aufnimmst!

Der Kern: Stress und Ernährung sind eng verdrahtet

Nun tauchen wir ab in den Zusammenhang von Stress und Ernährung. Hast du dich schon mal beobachtet, was du bei Stress isst und wie oft? Wahrscheinlich geht es dir wie den allermeisten: Du isst eher das Falsche. Nämlich zu fettig oder zu süß wie beispielsweise Schokoriegel oder das was schnell geht wie Fast Food – also Pommes frites, Würstchen, Hamburger, Fertigpizza oder Döner.

Was essen wir in Stresssituationen?

Wir beachten unseren Hunger oft gar nicht, und dann muss er auf einmal sehr schnell befriedigt werden. Oder/und wir naschen ständig etwas um uns herum, egal was, Hauptsache kauen. Dies liegt unter anderem daran, dass unser Gehirn bei Stress viel Energie verbraucht und hierfür Zucker heranzieht. Zucker kann unser Körper am einfachsten und schnellsten aus Weißmehl oder eben direkt aus Zucker zur Verfügung stellen. Bestimmt kennst du auch diese Tage, wo du nur am Rumnaschen bist – ein Stück Schoki hier, ein paar Gummibärchen aus der Schüssel der Kollegin, ein süßes Stückchen beim Bäcker und abends eine große Portion Eis. Dein Gehirn schreit den ganzen Tag nach Zucker und wenn es was bekommen hat, kommen aufgrund der starken Blutzuckerschwankungen sofort wieder Heißhungerattacken – dazu aber ebenfalls später Ausführlicheres.

Fakten: Halten wir fest: Bei Stress essen wir das Falsche! Dies hat zur Auswirkung, dass wir genau dann, wenn unser Körper Hochleistung bringen sollte … nicht gut versorgt sind. Es fehlen uns wichtige Nährstoffe, Mineralstoffe und Vitamine. Und das Gegenteil ist noch der Fall: Wir verabreichen unserem Körper zusätzlich Störfaktoren wie zu viel Zucker, ungesunde Fette und bei einem Verzehr von Fertigprodukten viele unnötigen Geschmacks-, Aroma- und Konservierungsstoffe. Häufig kommt auch noch Alkohol ins Spiel, der sogar ein Zellgift ist. Unser Körper muss folglich mit vielen Stoffen zusätzlich umgehen und kämpfen, obwohl er gerade sowieso im Hochleistungsmodus fährt. Hört sich schwierig an, oder? Dies solltest du dir ganz dringend bewusst machen, um etwas ändern zu können!

Freie Radikale: Wenn wir Stress haben, muss unser Körper mehr Energie bereitstellen, und Energie bekommen wir nur über unser Essen. Bei der Energiegewinnung, also der Verdauung unserer Nahrungsbestandteile unter Zuhilfenahme von Sauerstoff (Fachbegriff = Oxidation), entstehen in unserem Stoffwechsel aber auch sogenannte »freie Radikale«, vor allem wenn wir Stress haben, aber auch wenn wir Zigaretten rauchen oder zu viel in der Sonne liegen. Diese kann man sich vereinfacht vorstellen wie aggressive Singles, die unbedingt eine Partnerschaft eingehen wollen – ohne Rücksicht auf bestehende Verbindungen. Sie stehen unter Verdacht, bei der Entstehung von Krebs eine Rolle zu spielen – also absolut nichts Triviales! Und diese freien Radikale gilt es aufgrund ihrer potenziellen gesundheitlichen Gefahr schleunigst zu neutralisieren. Dieses Neutralisieren findet durch sogenannte Radikalfänger statt, welche wir durch die richtige Ernährung zu uns nehmen. Radikalfänger werden auch Antioxidantien genannt. Sie sind allerdings nur in pflanzlichen Lebensmitteln enthalten, also in Obst, Gemüse und Salaten – wobei das bekannteste Antioxidanz wohl das Vitamin C ist.

Die Stressspirale: Und jetzt kommen wir wieder zu dem beschriebenen Problem: Leider greifen wir bei Stress eher zum Schokoriegel als zum Apfel. Die freien Radikale werden nicht weniger, also schaltet unser Körper zum Eigenschutz auf eine andere Art der Energiegewinnung um. Hierbei entstehen weniger Radikale, allerdings aber auch weniger Energie. Somit hängen wir in der Stressspirale! Wir brauchen Energie, bekommen sie aber nicht. Wir fühlen uns müde, schlapp und können uns schlecht konzentrieren; sind einfach nicht leistungsfähig. Kennst du das? Und was machst du dann? Häufig greifen wir dann wieder zur Schoki und trinken Kaffee, um uns aufzuputschen. Wir können also mit unserer Ernährung entscheiden, ob wir in eine Stressspirale gelangen oder aber uns durch gute Ernährung stärken und somit den Stress gut überstehen und danach wieder schnell regenerieren können.

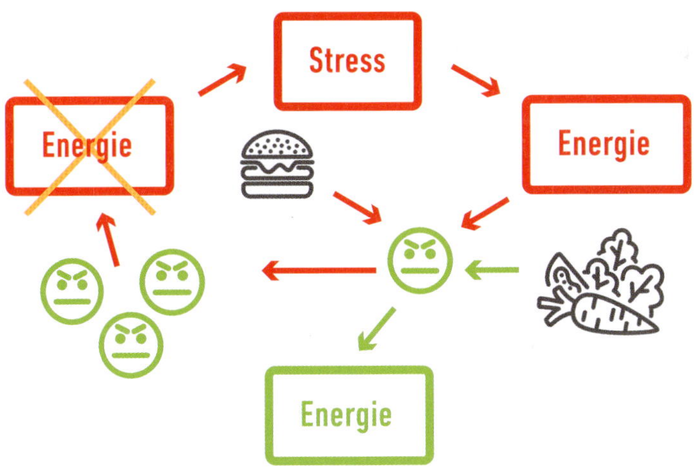

Ernährung als wirkungsvolle Methode zur Entspannung und Regeneration

Stressesser oder Stresshungerer: Das soeben beschriebene Phänomen bezeichnet man auch als »Stressesser«. Es gibt aber auch quasi das Gegenteil, also die »Stresshungerer«. Hast du schon erkannt, zu welcher Kategorie du gehörst? Stresshungerer zu sein bedeutet, dass bei Stress etwas zu essen in den Hintergrund tritt, man es vergisst und folglich viel zu wenig isst. Vielleicht klingt das für dich erstmal erstrebenswert, vor allem, wenn du abnehmen möchtest – ist es aber nicht. Denn leider bestehen die wenigen Mahlzeiten dann trotzdem auch aus den eher schlechten Lebensmitteln. Und folglich kann so eine Versorgung mit den wichtigen Nährstoffen ebenfalls nicht gewährleistet werden, obwohl unser Körper im Hochleistungsmodus fährt. Aber du kannst sowieso nicht »wählen«, ob du Stressesser oder Stresshungerer sein möchtest. Es kann sich allerdings über die Jahre verändern. Meistens sind Kinder Stresshungerer, im Erwachsenenalter eher Stressesser und Senioren*innen werden eher wieder Stresshungerer. Es kann aber auch das ganze Leben lang gleichbleiben. Was aber bei beiden Typen gleich bleibt ist, dass man sich gut um sich kümmern muss, um nicht unterversorgt zu sein mit den lebensnotwendigen Stoffen – um schnell wieder aus dem Stress kommen zu können.

Wie essen wir in Stresssituationen?

Soeben haben wir uns das Ernährungsverhalten, also das »Was« wir bei Stress essen, angeschaut. Ein ganz wesentlicher Punkt, der bei vielen Ernährungsumstellungen gar nicht betrachtet wird, ist das Essverhalten. Darunter versteht man, »wie« man isst.

Überlege doch mal, wie du bei Stress isst? Vielleicht kommt dir das bekannt vor: Wir essen nebenher, tippen gleichzeitig Mails oder checken kurz die sozialen Medien. Wir machen keine Pause. Das Essen genießen wir somit nicht bewusst, wir nehmen gar nicht richtig wahr, dass und was wir gegessen haben. Ganz zu schweigen vom ausreichenden Kauen – zwei- oder dreimal gekaut und schon wird geschluckt. Unser Magen hat keine Zähne! Er hat hierdurch ganz schön viel Arbeit, den Nahrungsbrei verdauen zu können. Zwanzig bis dreißig Mal kauen wäre ideal. Beobachte dich doch mal beim Essen, wie oft du kaust … Durch das wenige Kauen riechen und schmecken wir auch wenig von dem, was wir zu uns nehmen. Und durch diese fehlende Sinneswahrnehmung fehlt auch die emotionale Sättigung. Und hier schließt sich der Kreis zu Achtsamkeit wieder! Bewusst essen und genießen mit allen Sinnen ist eine Achtsamkeitsübung und gleichzeitig eine wunderbare Möglichkeit, zu entspannen und eine Pause zu machen! Um hier wieder bewusst ins Spüren zu kommen, gibt es später eine kleine Achtsamkeitsübung – die Rosinenübung (siehe Seite 79).

Der Hebel der Ernährung

Fassen wir kurz zusammen: Das Ernährungsverhalten und das Essverhalten, also das »Was« und das »Wie«, sind bei Stress deutlich schlechter als im entspannten Zustand. Genau, da, wo unser Körper Hochleistung bringen muss, versorgen wir ihn schlechter! Also haben wir hier einen großen Hebel anzusetzen und uns zu stärken!

Die Hauptnährstoffe

Damit wir unsere Ernährung verbessern können, schauen wir uns zuerst ein paar Basics der Ernährung an und gehen dabei den Fragen nach: Welche Grundnährstoffe gibt es, worin sind diese enthalten und was gibt es für Besonderheiten? Dabei interessiert uns vor allem, welche Lebensmittel bei Stressbauch die Favoriten sind. Danach übersetzen wir dir dieses Wissen in einen »optimalen Teller« und geben dir Tipps und Tricks zur Stressbewältigung sowie Rezepte für schmackhafte Gerichte.

Kohlenhydrate

Beginnen wir mit den Kohlenhydraten, wie sie in Brot und Backwaren, Nudeln und stärkereichen Gemüsearten wie Kartoffeln vorkommen. Sie liefern mit 4,1 kcal pro Gramm genauso viel Energie wie Eiweiß. Kohlenhydrate sind, vereinfacht gesagt, nichts anderes als lauter Zuckermoleküle, die in unterschiedlichen Folgen zusammengesetzt sind – kürzer oder länger, verzweigt oder unverzweigt. Unser Körper kann diese dann bei der Verdauung – je nach Länge und Verzweigung – zu einzelnen Zuckermolekülen zerlegen. Und je länger und komplexer die Bausteine, umso länger braucht er. Und wenn sie zu verzweigt sind, kann er sie teilweise gar nicht aufspalten. Dies sind dann die sogenannten Ballaststoffe. Und hier liegt auch ein Stück weit die Bewertung der Kohlenhydrate: Wenn wir komplexe Kohlenhydrate, also beispielsweise Vollkornprodukte, essen, dann ist dies deutlich besser für unseren Körper als die Aufnahme von Weißmehlprodukten.

Blutzuckerspiegel: Wenn unser Körper die Kohlenhydrate sehr schnell zerlegt hat oder gar direkt Zucker bekommt, steigt der Zuckerspiegel im Blut ganz schnell an. Folglich muss sehr schnell viel Insulin produziert werden, damit der Blutzucker wieder auf ein Normallevel gesenkt wird. Diesen tagtäglich in deinem Körper ablaufenden Prozess kannst du dir so vorstellen, dass das in der Bauchspeicheldrüse gebildete Hormon Insulin wie ein Schlüssel funktioniert: Sobald Zucker bei der Verdauung über deinen Darm in deinen Körper, in dein Blut, kommt, erscheint auch das Insulin im Blut und öffnet wie ein Schlüssel jede einzelne Zelle, damit der Zucker dort eintreten kann. Ist der Zucker in der Zelle, ist die Arbeit des Insulins beendet und es kann abgebaut werden, bis es ganz aus dem Blut verschwunden ist.

Heißhunger: Wir haben einen natürlichen Unterzuckerschutz im Körper. Eine wirkliche Hypoglykämie (also zu wenig Zucker im Blut) bekommt man nur durch extern zugeführtes Insulin oder Antidiabetika bzw. durch Tumore, die Hormone produzieren. Aber da das Insulin eine längere Halbwertszeit als Zucker hat und dadurch viel länger im Blut ist als dieser, haben wir nach kohlenhydratreichen Mahlzeiten nach 1 bis 2 Stunden wieder Hunger. Dies sind die berühmt, berüchtigten Heißhungerattacken nach ungesunden Mahlzeiten. Vielleicht kennst du das: Nach der Currywurst, der Cola und dem Schokoriegel bist du kurz ganz zufrieden und dann rutscht du in ein regelrechtes Loch, kannst dich nicht konzentrieren und bekommst wieder Hunger?

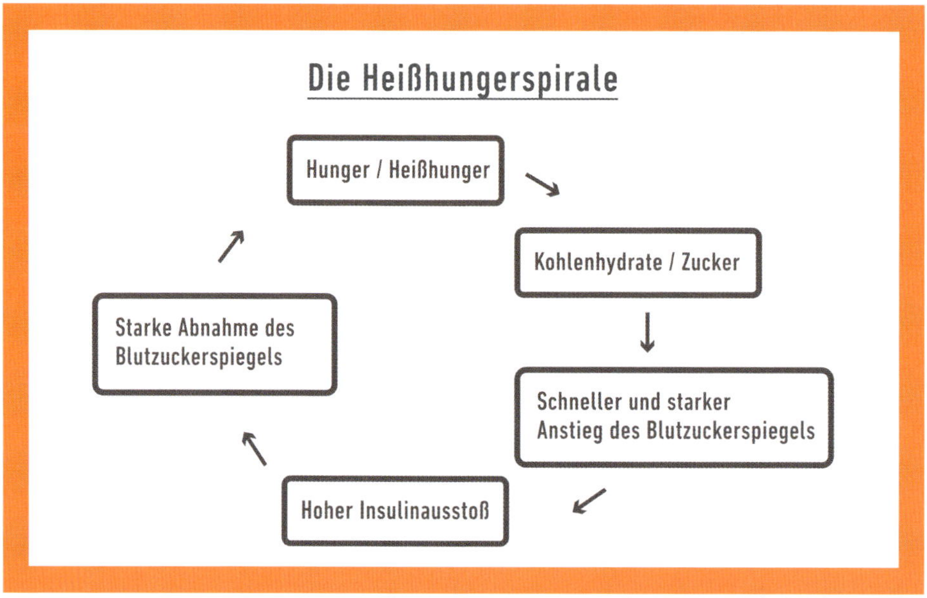

Insulinresistenz: Dauerhaft erhöhte Blutglukosespiegel führen zu dauerhaft erhöhten Insulinspiegeln und letztendlich zu einer Insulinresistenz. Der Begriff »Insulinresistenz« bezeichnet den Zustand, in dem Zellen »resistent« gegen Insulin geworden sind, sie erkennen sozusagen nicht mehr den »Schlüssel« (das Insulin), der ihre Rezeptoren öffnen soll, damit Zucker in die Zelle gelangen kann. So kann ein Diabetes Typ 2 entstehen.

Richtig auswählen: Sind die Kohlenhydrate nun also gut oder böse? Hier gilt es differenziert darauf zu schauen. Gegen eine Scheibe Vollkornbrot kombiniert mit Gemüse und einer hochwertigen Beilage spricht überhaupt nichts! Das Weißmehlbrötchen mit Leberkäse und Senf hingegen sind fast nur »leere« Kalorien (also ohne Vitamine und Mineralstoffe), schnelle Kohlenhydrate und Fett. Kohlenhydrate (Zucker), außer Ballaststoffe, kann unser Körper übrigens selber herstellen und müssten rein theoretisch mit der Ernährung nicht zugeführt werden!

Ballaststoffe: In allen pflanzlichen Produkten – bei Getreide vor allem in Vollkornprodukten – sind auch in unterschiedlichen Mengen Ballaststoffe enthalten. Warum? Weil Ballaststoffe den Pflanzen als Gerüst- und Stützmaterial dienen. Die Wortwahl für diese Substanzen finden wir allerdings eher schwierig, denn mit »Ballast« haben diese Stoffe gar nichts zu tun. Im Gegenteil: Ballaststoffe sind Füllstoffe für den Magen, machen daher lange satt. Außerdem verhindern sie einen schnellen Anstieg des Blutzuckerspiegels. Zudem sind Ballaststoffe das Futter für unsere guten Darmbakterien, also ein Teil unseres Immunsystems. Außerdem stellen sie eine gute Verdauung sicher, indem sie die Darmtätigkeit anregen. Eine ausreichende Versorgung mit Ballaststoffen ist also maßgeblich für eine gute Gesundheit verantwortlich. Den Empfehlungen der DGE (Deutsche Gesellschaft für Ernährung) zufolge sollten wir

Kohlenhydrathaltige Lebensmittel

REIS, NUDELN, KARTOFFELN	Risotto, Spaghetti, Pommes frites
GETREIDE UND GETREIDEPRODUKTE	Brot, Brötchen, Brezen, Pizzateig, Spätzle, Knödel, Pfannkuchen, Couscous
QUINOA, AMARANTH	sind glutenfrei
ZUCKER, HONIG	Haushaltszucker, Fruchtaufstriche, Konfitüre
OBST, GEMÜSE	alle Fruchtarten von Apfel bis Zwetschge, Mais

ungefähr 30 Gramm täglich davon essen. »Und wie soll ich das schaffen?«, fragst du dich jetzt vielleicht. Antwort: Indem du Vollkornbrot statt Croissants isst (in vier Scheiben Vollkornbrot sind ungefähr 15 Gramm Ballaststoffe enthalten – hierfür müsstest du 15 Croissants essen), du täglich einen Apfel verzehrst (ein Apfel à 125 Gramm enthält knapp 4 Gramm Ballaststoffe) oder Linsen in Form von Linsensuppe oder Linsenbratlingen als Mahlzeit genießt (100 Gramm Linsen liefern 8 Gramm Ballaststoffe).

Protein/Eiweiß

Als nächstes schauen wir uns das Protein, also die Eiweiße, genauer an. Wobei du bei »Eiweiß« bitte nicht an das Eiklar des Hühnereis denken sollst. Hier geht es um alle Proteine in allen Nahrungsmitteln.

Wie oben schon erwähnt, liefert 1 Gramm Protein ebenfalls 4,1 kcal Energie. Diese

Kalorien sind allerdings völlig anders zu bewerten. Protein hat kaum Auswirkung auf den Blutzuckerspiegel und somit auch nicht auf die Insulinproduktion. Das bedeutet du bist keinen Heißhungerattacken ausgesetzt und die Gefahr von Diabetes besteht nicht. Zudem macht 1 Gramm Eiweiß deutlich länger satt als 1 Gramm Kohlenhydrate. Dieses Wissen spielt bei deiner Ernährung zukünftig eine bedeutende Rolle!

Baustein des Lebens: Unser Körper benötigt ständig Eiweiß, da unsere Zellen, unsere Muskeln, aber auch unser Immunsystem aus Eiweißen aufgebaut sind/ist – neben anderen wichtigen Stoffen. Zudem baut sich unser Körper immer wieder neu auf. So ist auch klar, dass beispielsweise Kinder oder Schwangere mehr Eiweiß benötigen. Eiweiß kann unser Körper nur bedingt selbst herstellen. Eiweiß besteht aus gerade mal 20 Einzelbausteinen, die in der Fachsprache »Aminosäuren« genannt werden. Neun von diesen unterschiedlichen Aminosäuren sind essenziell (unentbehrlich), müssen also mit der Nahrung zugeführt werden. Und um ganze Eiweiße bauen zu können, müssen nun von allen Aminosäuren ausreichend vorhanden sein und mit der Nahrung aufgenommen werden. Dies wird durch das Liebig´sche Minimumprinzip wunderbar beschrieben (Zitat): »Das Liebig'sche Minimumprinzip eignet sich hervorragend, um die Abhängigkeit verschiedenster Nährstoffe im Körper zu verdeutlichen. In diesem Fall sind es die essenziellen Aminosäuren. Ist nur eine Aminosäure in zu geringer Menge vorhanden, kommt es zu einer kompletten Unterversorgung des Organismus, unabhängig davon in welchem Maße die anderen Aminosäuren vorhanden sind. Mit dem Liebig'schen Fass lässt sich das optisch einfach darstellen. Stell dir vor, dass jede einzelne Daube eines großen Fasses eine Aminosäure im Körper darstellt. Ist nur eine dieser Dauben verkürzt, kommt es beim Befüllen zum Überlaufen an dieser Stelle – unabhängig davon wie lang die anderen Dauben sind. Man könnte alle Dauben beliebig verlängern, es nützt am Ende nichts, wenn die kürzeste Daube weiter vorhanden bleibt.«

Deshalb lohnt es sich besonders gut bei der Eiweißversorgung hinzuschauen. Auch und vor allem bei einer vegetarischen oder veganen Ernährung ist dieses Wissen absolut entscheidend. In welchen Lebensmitteln Eiweiß enthalten ist, steht in dem folgenden Kasten:.

Gute Eiweißlieferanten

TIERISCHE EIWEISSLIEFERANTEN	PFLANZLICHE EIWEISSLIEFERANTEN
Milch und Milchprodukte wie Joghurt, Molke, Käse, Frischkäse, Fleisch und, Wurstwaren, Innereien, Geflügel, Fisch und Meeresfrüchte, Eier	Hülsenfrüchte wie Erbsen, Bohnen, Soja und alle Sojaprodukte, Getreide – am meisten Vollkorngetreide, Nüsse, Samen, Kerne, Kartoffeln

Jetzt fragst du dich vielleicht, wie wir sicherstellen können, dass wir alle Aminosäuren gemäß dem Liebig'schen Minimumgesetz entsprechend gerecht aufnehmen. Dazu schauen wir uns die biologische Wertigkeit von eiweißhaltigen Lebensmitteln an.

Biologische Wertigkeit

Für unseren Körper ist tierisches Eiweiß besser zu verwerten als pflanzliches Eiweiß, da es unserem Körpereiweiß ähnlicher ist und somit das Prinzip mit der begrenzenden Aminosäure weniger zum Tragen kommt. Die biologische Wertigkeit des tierischen Eiweißes ist somit höher als die von pflanzlichem Eiweiß. Und trotzdem gibt es Möglichkeiten verschiedene Lebensmittel zu ergänzen, um auch bei pflanzlicher Ernährung eine gute Versorgung mit Eiweiß sicherzustellen. Hierdurch kann folglich die biologische Wertigkeit, also die Verfügbarkeit von Eiweiß, erhöht werden. Eine Kombination sollte allerdings in derselben Mahlzeit erfolgen, um den gewünschten Effekt zu erzielen.

Kombinationen für eine gute biologische Wertigkeit

ALLGEMEIN	BEISPIELE
Getreideerzeugnisse mit Milch, Fleisch, Fisch oder Ei	Brot mit Käse, Haferflocken mit Milch oder Joghurt , Reis oder Quinoa mit Fisch
Kartoffeln mit Milch, Fleisch, Fisch oder Ei	Pellkartoffeln mit Hering Kartoffeln mit Rührei Ofenkartoffeln mit Quark
Hülsenfrüchte mit Milch, Fleisch, Fisch, Ei oder Getreideerzeugnissen	Kidneybohnensalat mit Brot Grünkernsalat mit Erbsen

Pflanzliche Proteine: Einen Punkt gibt es bei eiweißhaltigen Lebensmitteln noch zu beachten: Da viele Personen ihren Eiweißbedarf über tierische Produkte decken, besteht auch die Gefahr, zu viele der tierischen, eher ungesunden Fetten aufzunehmen. Deshalb haben wir eine Versorgung mit pflanzlichem Eiweiß auch in der Rezeptauswahl berücksichtigt. Zudem laufen wir Gefahr zu übersäuern, wenn wir zu viel tierisches Eiweiß aufnehmen. Auch aus diesem Grund wird in der empfohlenen Ernährungsweise eine ausreichende Versorgung mit Gemüse, Salaten und Obst aufgezeigt, die dem Körper in seiner Säure-Basen-Bilanz helfen.

Fette

Nun zu dem letzten der drei Hauptnährstoffe, dem Fett. Jahrzehnte lang galt Fett als das Schlimme und Böse überhaupt. Es wurde verteufelt, aus Lebensmitteln verbannt und stattdessen diese als light-Varianten statt mit Fett mit viel Zucker verkauft. Was ist die Konsequenz? Es gibt so viele fettleibige Menschen auf der Welt wie noch nie zuvor. Unter allen seriösen Wissenschaftlern gilt Fett nun nicht mehr als der Bösewicht, sondern Zucker – also ein Kohlenhydrat. Allerdings muss beim Fett auf die Art und die Menge geachtet werden.

Unerlässlich: Fett ist ein wichtiger Nährstoff, ohne welchen der Mensch nicht überleben könnte. Fett ist Energielieferant und -speicher, es liefert im Vergleich zu Kohlenhydraten und Eiweiß fast doppelt so viel Energie je Gramm, nämlich 9,1 kcal. Das körpereigene Fett schützt unsere Organe vor Stößen und Unterkühlung und ist zudem ein Bestandteil von Zellmembranen, Cholesterin und Lezithin. Mit der Nahrung aufgenommen, ermöglicht Fett uns die Resorption der fettlöslichen Vitaminen A, D, E und K und versorgt uns mit lebensnotwendigen Fettsäuren. Außerdem trägt Fett Geschmacks- und Aromastoffe – ein Grund weshalb fettreduzierte oder -arme Lebensmittel häufig fad schmecken und mit viel Zucker angereichert werden.

Fettsäuren: Die Bewertung der Fette, ob gut oder böse, liegt in ihrer Zusammensetzung begründet. Stell dir eine Gabel vor, in der der Querbalken Glycerin ist, ein Stoff, der wasserlöslich ist und somit auch den Transport von Fett im Blut ermöglicht. Die drei Zinken der Gabel sind Fettsäuren, welche entweder gesättigt oder ungesättigt sind. So ein Baustein heißt in der Fachsprache »Triglycerid«. Der Schlüssel zur Beurteilung eines Fettes liegt in der Art der enthaltenen Fettsäure. Vereinfacht gesprochen kann unser Körper gesättigte Fettsäuren selbst herstellen und benötigt sie nicht mit der Nahrung. Ungesättigte Fettsäuren sind wichtig und teilweise essenziell, das heißt, sie müssen mit der Nahrung aufgenommen werden. Und dann gibt es noch sogenannte Transfettsäuren, diese entstehen bei der Fetthärtung in der Lebensmittelindustrie und gelten als sehr gesundheitsschädlich. Siehe dazu den Kasten auf der nächsten Seite.

Cholesterin: Das von manchen gefürchtete Cholesterin ist besser als sein Ruf. Es ist sogar lebensnotwendig, denn der Fettbegleitstoff Cholesterin ist in allen tierischen und menschlichen Zellen enthalten, etwa in den Zellwänden. Zudem ist er Ausgangsstoff für Hormone und das Vitamin D in der Haut. Da es als Fettbegleitstoff nicht von alleine im wässrigen Blut transportiert werden kann, packt der Körper die Moleküle in Eiweißhüllen und erzeugt damit Bausteine, die sowohl Fette als auch Eiweiße enthalten – daher der Name »Lipoprotein«. Je nachdem welche Dichte diese Eiweißhüllen haben, spricht man von HDL (= High Densitiy Lipoprotein) und LDL (Low Densitiy Lipoprotein). Die guten Nahrungsfette haben einen positiven Einfluss auf unsere Blutfettwerte, sie erhöhen das HDL und senken das schlechte LDL sowie den Cholesterinwert im Blut. Andersherum erhöhen die schlechten Fette das

Gute Fette, schlechte Fette

FETTARTEN	BEISPIELE
Gute Fette, also ungesättigte Fettsäuren (einfach und mehrfach ungesättigt)	Olivenöl, Rapsöl, Kürbiskernöl, Leinöl, Avocado, Nüsse, Samen, Kerne, Walnussöl, Sojaöl, Maiskeimöl, Sonnenblumenöl und andere pflanzliche Öle wie Distelöl. Fettreiche Seefische wie Lachs, Hering, Makrele.
Schlechte Fette, also gesättigte Fettsäuren	Butter, Butterschmalz, Kokosfett, Palmkernöl, Schmalz, Fleisch- und Fleischprodukte, Talg
Transfette, also gehärtete Fette	In allen billigen, industriell hergestellten Produkten wie billige Backwaren, Fertigprodukte, Tütensuppen, Frittiertes oder Paniertes, Schokoladenüberzug

schlechte Blutfett LDL und Cholesterin und senken das gute HDL. Das gute HDL wird übrigens durch regelmäßigen Sport auch erhöht!

Merke: Fette machen viel länger satt als Kohlenhydrate und Eiweiß, und die richtigen Fette helfen dir sogar beim Abnehmen. Denn auch nur wenn etwas gut schmeckt – und Fett ist ja ein Geschmacksträger – kannst du emotional gesättigt sein.

Anwendung in der Küche: Eines ist noch wichtig: Nicht alle Öle und Fette sind für alles geeignet. Zum heißen Braten eignet sich beispielsweise Butter und Margarine nicht, da sie viel Wasser enthalten und spritzen. Außerdem verbrennen die Milchproteine und werden schädlich. Besser geeignet sind spezielle Bratöle, etwa aus einer Mischung aus meist Sonnenblumen-, Raps- und Distelöl, denn diese halten hohe Temperaturen beim Braten aus. Auch Kokos- oder Palmkernfett eignen sich zum Braten bei hohen Temperaturen, allerdings enthalten sie viele gesättigte Fettsäuren.

Kürbiskernöl, Sesam-, Walnussöl oder auch Leinöl und natives Olivenöl sind nur für den kalten Verzehr, beispielsweise für Salate, geeignet. Ich, Sina, rate immer dazu, Olivenöl oder Rapsöl als Fett für kurzes Braten zu verwenden und Bratöl für längeres und heißeres Braten. Wenn du dann noch ab und an Leinöl in einen Salat und Kürbiskernöl in eine Suppe verwendest, bist du gut versorgt.

Butter oder Margarine: Bist du eher der Butter- oder mehr der Margarinetyp? Immer wieder werden wir gefragt, was von beiden denn nun besser ist. Unserer Meinung nach ist Butter ein natürliches Lebensmittel, hergestellt aus der Sahne der Milch durch eine mechanische Veränderung, also Schütteln – probiere es gerne mal selbst aus. Nimm hierzu einfach eine Sahne mit Zimmertemperatur und schüttle sie 3 bis 4 Minuten kräftig. Schon hast du Butter selbst gemacht! Margarine hingegen ist künstlich hergestellt aus pflanzlichen Ölen, Wasser und teilweise tierischen Fetten. Da Wasser und Fette sich nicht von alleine verbinden, gehören hier noch chemische Stoffe hinzu. Dies alles ist uns zu unnatürlich und deshalb raten wir zur Butter, allerdings in Maßen aufgrund der enthaltenen gesättigten Fette.

Fettgehalt wahrnehmen: Wenn du auf den Fettgehalt in deiner Nahrung achten willst und vielleicht die Menge an Fett, die du täglich aufnimmst, reduzieren willst, dann wähle Alternativen: Statt Sahne besser Joghurt, statt fettreichen Käse besser Frischkäse oder Quark, statt frittierte Pommes frites besser Pellkartoffeln.

Powerstoffe gegen Stress

Neben den drei Hauptnährstoffen Kohlenhydrate (inkl. Ballaststoffe), Eiweiße und Fette gibt es noch weitere Bestandteile der Nahrung, die für die Funktion unseres Körpers absolut notwendig sind. Darunter fallen Wasser, Vitamine, Mineralstoffe, Spurenelemente und sekundäre Pflanzenstoffe. Ohne eine gute Versorgung mit diesen Stoffen, kann unser Körper nicht gut funktionieren und der Stressbauch nicht schwinden.

Wasser: Sehr häufig vergessen wir vor lauter Stress das Trinken. Die Folgen können Kopfschmerzen, Unwohlsein, Unkonzentriertheit und innere Unruhe sein. Statt an ausreichend Trinken zu denken, werden diese Symptome zuweilen einer Überforderung zugeschrieben. Deshalb lohnt es sich das eigene Trinkverhalten zu überprüfen und Strategien zu entwickeln, um auf eine ausreichende Menge an aufgenommener Flüssigkeit (Wasser) pro Tag zu kommen (siehe Seite 83). Verspürst du Durst, hast du übrigens bereits einen Flüssigkeitsmangel. Beobachte dich mal – häufig kannst du Flüssigkeitsmangel an einem Spannen in der Haut im Gesicht erkennen.

Vitamine: Die Vitamine A, C und E sind sogenannte Radikalfänger. Und die freien Radikale sind bei Stress vermehrt in unserem Körper unterwegs (siehe Seite 58) und können durch A, C und E neutralisiert werden. Vitamin A oder die Vorstufe Betacarotin sind enthalten in roten Früchten wie Aprikosen, Mango und Papaya aber auch in Karotten und roten Paprikaschoten. Vitamin C ist in frischem Obst und Gemüse und Vitamin E als Fettbegleitstoff in hochwertigen Ölen und Samen, Nüssen und Kernen enthalten. Auch die Vitamine der B-Gruppe sind entscheidend bei Stress, da sie an vielen Enzymen und Vorgängen zur Energiegewinnung beteiligt sind. Sie sind in Vollkorn, Haferflocken, Hülsenfrüchten, Fleisch und Kartoffeln enthalten.

Magnesium: Magnesium ist der Mineralstoff gegen Stress schlechthin. Es ist verantwortlich für die Reizübertragung von Nerven und Muskeln. Magnesium aktiviert rund 300 Enzyme, einige davon sind verantwortlich für die Energiegewinnung. Es sorgt auch für die Ausschüttung des Stresshormons Adrenalin. Magnesium ist viel enthalten in Haferflocken, Getreide, grünem Gemüse, Nüssen, Samen und Kernen, aber auch magnesiumhaltige Mineralwässer können zu einer guten Versorgung beitragen. Hier lohnt es sich wirklich mal den Spiegel im Blut messen zu lassen und gegebenenfalls mit Nahrungsergänzungsmitteln gegenzusteuern.

Eisen: Da bei einer Stressreaktion die Muskeln angespannt werden und hierfür vermehrt durchblutet werden müssen, ist das Spurenelement Eisen sehr wichtig bei Stress. Eisen ist für den Sauerstofftransport zuständig, zudem für geistige und körperliche Leistungsfähigkeit. Eisen ist reichlich enthalten in rotem Fleisch, Sesam, Hafer, Petersilie, Spinat und Soja. Zu beachten ist, dass Eisen aus tierischen Produkten besser aufgenommen und verwertet werden kann als aus pflanzlichen Lebensmitteln. Nimmt man aber gleichzeitig zu pflanzlichen eisenhaltigen Lebensmitteln Vitamin C auf, lässt sich die Aufnahme auch verbessern. Vorsicht: Oxalate (Spinat) und Phytate (Getreide) reduzieren aber die Verfügbarkeit von Eisen!

Zink: Auch das Spurenelement Zink hilft freie Radikale zu binden, die bei Stress vermehrt in unserem Körper vorhanden sind. Zink fördert zudem die Wundheilung.

Lebensmittel fördern/hemmen entzündliche Prozesse

Bevor wir uns anschauen, wie sich deine Ernährung auch mengenmäßig aus welchen Lebensmittelgruppen zusammensetzen soll, betrachten wir nochmal den Stressbauch. Der Stressbauch ist nichts anderes als zu viel Fett am bzw. im Bauch. Problematisch daran ist, dass dieses körpereigene Bauchfett entzündungsfördernde Hormone produziert. Und diese befeuern unterschwellige Entzündungen, etwa in Gelenken. »Entzündliche Prozesse spielen eine Rolle bei unglaublich vielen Erkrankungen – von Arterienverengung über Diabetes bis zu Rheuma«, sagt der Ernährungsmediziner Matthias Riedl. »Auch fast alle der rund 80 bekannten Autoimmunkrankheiten«, ergänzt Internist Jörn Klasen »münden in eine chronische Entzündung«.

Entzündungen beeinflussen: Um diese gefährlichen Entzündungen reduzieren und stoppen zu können, ist es wichtig, das Bauchfett zu reduzieren. Parallel zur Reduzierung des Bauchfettes kann durch die Auswahl der Nahrung die Entzündungsprozesse beeinflussen. Entweder Vermeidung von Lebensmitteln, die Entzündungen befeuern oder durch die vermehrte Aufnahme von Lebensmitteln, die Entzündungen hemmen. Dies spielt bei unseren Empfehlungen auch eine wichtige Rolle.

Lebensmittel, die Entzündungen eher befeuern

Schauen wir uns nachfolgend jene Bestandteile unserer täglichen Ernährung an, die die Entzündungen eher befeuern.

Zucker: Über die schlechten Effekte von Zucker auf unseren Körper allgemein haben wir ja bereits berichtet. Leider ist Zucker gerade bei Entzündungen auch sehr schädlich. Und hier geht es um alle Arten von Zucker: Weiß und braun, Honig, Agavendicksaft oder Kokosblütenzucker – Zucker bleibt Zucker und diesen gilt es zu reduzieren oder ganz zu vermeiden. Schwierig ist es häufig, den versteckten Zucker erstmal zu entlarven. In verarbeiteten Produkten ist leider häufig sehr viel Zucker enthalten – in Fruchtjoghurts, in Müslimischungen, in sauer Eingelegtem, Ketchup oder auch Fertiggerichten. Wusstest du etwa, dass in einem Fruchtjoghurt à 150 Gramm fast 20 Gramm Zucker, also sieben Würfel Zucker stecken? Oder in einem Glas Nutella® 85 Stück Würfelzucker und in einem Liter Apfelsaft 100 Gramm Zucker enthalten sind? Sogar in Fertigpizzen stecken bis zu 14 Gramm Zucker! Am besten man kocht selbst, da kann man schon viel vermeiden. Auch der Blick aufs Etikett hilft und klärt auf. Mehr als sechs Teelöffel pro Tag sollten es nach Aussage der WHO (Weltgesundheitsorganisation) nicht sein – bei Stressbauch eher weniger.

Weißmehl: Bei den Kohlenhydraten haben wir ja bereits darüber informiert, dass Vollkornprodukte aufgrund ihres hohen Gehaltes an Ballaststoffen durchaus gut zu bewerten sind. Fehlen jedoch über lange Zeit die Ballaststoffe in der Nahrung, weil man ausschließlich Weißbrot isst, gerät das gesunde Gleichgewicht der Darmbakterien in Schieflage. Krank machende Bakterien können sich dann ausbreiten und die guten Darmbakterien schädigen. Es entstehen Stoffwechselprodukte, die auf Dauer zu entzündlichen Prozessen führen können. In letzter Konsequenz steigt das Risiko für chronisch-entzündliche Darmerkrankungen und starkes Übergewicht.

Fleisch: Wer Fleisch und vor allem verarbeitete Fleisch- und Wurstwaren übermäßig konsumiert, kann auch Entzündungen im Körper anfeuern. Unter übermäßig verstehen wir den täglichen, manchmal auch mehrmals täglichen Konsum von Fleisch und Fleischwaren. Deshalb ist es uns wichtig, bei der von uns empfohlenen Ernährungsumstellung auch und vor allem auf pflanzliche Eiweiße umzusteigen. Hervorzuheben sind hier Hülsenfrüchte wie Linsen, Bohnen und Erbsen.

Transfette: Bei diesen Fetten, die in frittierten Speisen, süßen Backwaren und einigen Fertigprodukten enthalten sind, werden ehemals ungesättigte (biegsame) Fettsäuren durch starkes Erhitzen bzw. Härtung in eine starre trans-Form überführt. Was bleibt dem Körper anderes übrig als diese gehärteten Fette in seine Zellwände einzubauen? Das Ergebnis ist der Verlust an Flexibilität und Biegsamkeit der Zellwände, und Entzündungen können entstehen. So können sich Herz-Kreislauf-Probleme manifestieren, denn die Blutbahnen am Herzen verlieren durch eine hohe Aufnahme von Transfetten und deren Einbau in die Zellwände ihre notwendige Flexibilität. Wenn du also diese Art Entzündungen nicht erleben möchtest, dann verzichte auf Produkte wie Chips, Pommes, Croissants – oder zumindest verringere ihren Verzehr und achte darauf Öle mit mehrfach ungesättigten Fettsäuren nicht zu hoch zu erhitzen. Übrigens haben einige Länder den Verzehr dieser Fette entweder verboten oder stark eingeschränkt.

Lebensmittel, die Entzündungen eher reduzieren

Es gibt aber auch Lebensmittel, die helfen, Entzündungen zu reduzieren oder erst gar nicht entstehen zu lassen. Dies sind vor allem naturbelassene, frische Produkte.

Kurkuma, Fenchel, Ingwer: Die in diesen Gewürzen enthaltenen ätherischen Öle wirken gegen Entzündungen. Der in Kurkuma enthaltene Farbstoff Curcumin wirkt ebenfalls als Entzündungshemmer. Ingwer eignet sich hervorragend als Tee in Winter oder als Beigabe zu Wasser im Sommer. Kurkuma und Ingwer sind hervorragend zum Würzen von Speisen wie Currys oder Suppen.

Lauchgewächse: Zwiebel, Knoblauch, Lauch und Co. enthalten Allicin und Quercetin. Beides sind sekundäre Pflanzenstoffe, die antibakteriell und antientzündlich wirken. Roh wirken sie besser als gekocht; trotzdem lieber kochen als gar nicht essen!

Heidelbeeren: Heidelbeeren sind das regionale Superfood schlechthin! Die enthaltenen Antioxidantien, die den Früchten ihre intensive Farbe geben, hemmen Entzündungen effektiv, denn sie dienen als Radikalfänger. Wähle im Winter am besten Tiefkühlware – die »Frischen« haben eine lange und umweltunfreundliche Reise hinter sich.

Grünkohl, Spinat, Mangold: Grünes Blattgemüse und das darin enthaltene Chlorophyll unterstützt die Leber beim Entgiften. Dieses Gemüse gibt es übrigens in einer hervorragenden Qualität in der Tiefkühltruhe und ist somit schnell und ohne großen Aufwand verfügbar. Achte am besten darauf, das tiefgekühlte Gemüse ohne Sauce oder Sahne zu kaufen, um selbst bestimmen zu können, wie der Geschmack sein soll.

Probiotische Lebensmittel: Joghurt, Buttermilch, Kefir und Sauerkraut fördern einen gesunden Darm, indem sie die guten Darmbakterien füttern. Eine gesunde Darmflora schützt vor entzündlichen Erkrankungen. Bitte hier aber extrem darauf achten, keine gezuckerten bzw. überzuckerten Produkte zu verzehren. Die Werbung täuscht hier!

Omega-3-Fettsäuren: Omega-3-Fettsäuren sind essenziell und wichtig für eine gute Gesundheit. Zudem dienen sie als Entzündungshemmer. Durch den regelmäßigen Verzehr von fettreichem Seefisch (Lachs, Hering, Makrele) kombiniert mit wertvollen Ölen wie Raps- und Leinöl kann eine ausreichende Versorgung sichergestellt werden.

Bewegung lindert Entzündungen

Auch Sport und Bewegung im Allgemeinen wirken entzündungslindernd. Zudem ist Bewegung auch beim Stressbauch förderlich – neben der entzündungslindernden Wirkung verbrennst du Kalorien und baust Muskeln auf, die auch im Ruhezustand Energie verbrauchen. Überlege, was du gerne tust: Einen Tanzkurs besuchen, im Freibad schwimmen …

Die Strategie: Ernährungs- und Essverhalten optimieren

Entscheidend bei allen Abnehmversuchen ist es, sowohl das Ernährungsverhalten, also das »Was« ich esse, als auch das Essverhalten, also das »Wie« ich esse, zu beobachten, zu überdenken und möglicherweise umzustellen.

Ernährungsverhalten

Bis hierher hast du einen Überblick bekommen, was eher gut und was eher schlecht für deine Gesundheit und somit auch für deinen Stressbauch ist. Nun geht es darum, das eigene Ernährungsverhalten zu analysieren, also einen Blick auf die Mengenverteilung der einzelnen Lebensmittelgruppen auf deinem Teller zu werfen, um dann auch konkret in die Praxis und die Umsetzung gehen zu können. Aus unserer Sicht ist dies absolut hilfreich, denn bei fast allen Personen mit Stressbauch liegt genau hier die Lösung.

Optimale Telleraufteilung

Um die Zusammensetzung deiner Mahlzeiten analysieren zu können, gehen wir zuerst den Fragen nach: Was isst du, in welchen Mengen und in Kombination mit was? Überlege mal ganz ehrlich:

- Wie hast du bisher gegessen?
- Wie sieht da die Mengenverteilung auf deinem Teller in Bezug auf Gemüse/Salat/Obst, eiweißhaltigen Produkten und Kohlenhydraten aus?

Meine (Sinas) Erfahrung besagt, dass mindestens die Hälfte, wenn nicht sogar drei Viertel auf dem Teller, Kohlenhydrate, also die typischen Beilagen wie Kartoffeln, Knödel, Nudeln etc., sind, gefolgt von einem großen Teil Fleisch und dann noch als kleine Beilage etwas Gemüse oder Salat.

- Trifft dies auch auf dich zu: Viele Kohlenhydrate, viel Eiweiß, wenig Gemüse/Salat?

Wenn die Antwort »ja« lautet, dann haben wir den großen Hebel zur deutlichen Verbesserung deines Ernährungsverhaltens gefunden!

Teller in zwei Hälften teilen: Um eine optimale Telleraufteilung zu visualisieren, stellen wir uns einen Teller vor, den wir in zwei Hälften teilen.

<u>Eine Hälfte:</u> Dein Teller sollte zur Hälfte gefüllt sein mit Gemüse und Salat. Hier darf gerne auch Obst dazugezählt werden, wobei mehr als zwei Portionen pro Tag aufgrund des enthaltenen Fruchtzuckers nicht zu empfehlen sind. Alle Arten von Beeren enthalten übrigens weniger Fruchtzucker als reife Bananen, Birnen und Trauben.

<u>Die andere Hälfte:</u> Zwei Drittel der anderen Hälfte des Tellers sollten mit Eiweiß, also Eier, Milch, Fisch, Fleisch oder pflanzliche Eiweißquellen wie Hülsenfrüchte, gefüllt werden. Das letzte Drittel der zweiten Hälfte sind dann Kohlenhydrate – diese dienen nun nicht mehr als Sättigungsbeilage, sondern eher als Zugabe.

Spätestens bei dieser Telleraufteilung sehe ich immer wieder geschockte und entsetze Gesichter! »Wie soll das gehen, davon werde ich ja nie satt«, so eine der häufigsten Aussagen meiner Patient*innen. Ich versichere dir, das wird nicht passieren. Zu Beginn kann dir dein Gehirn einen kleinen Streich spielen, da die Energie – sonst in Form von schnellen Kohlenhydraten – nun aus Eiweiß und Fett oder aber langsamen Kohlenhydraten gewonnen werden muss und nicht mehr so schnell ankommt. Aber mit der Zeit gewöhnt sich dein Stoffwechsel daran und wird aufgrund der großen Mengen an Ballaststoffen und des Eiweißes gut und lange satt! Lass dich mal darauf ein, du wirst relativ schnell merken, wie viel mehr Energie du hast, dass die Pfunde purzeln, und auch deine Haut wird es dir danken!

Telleraufteilung

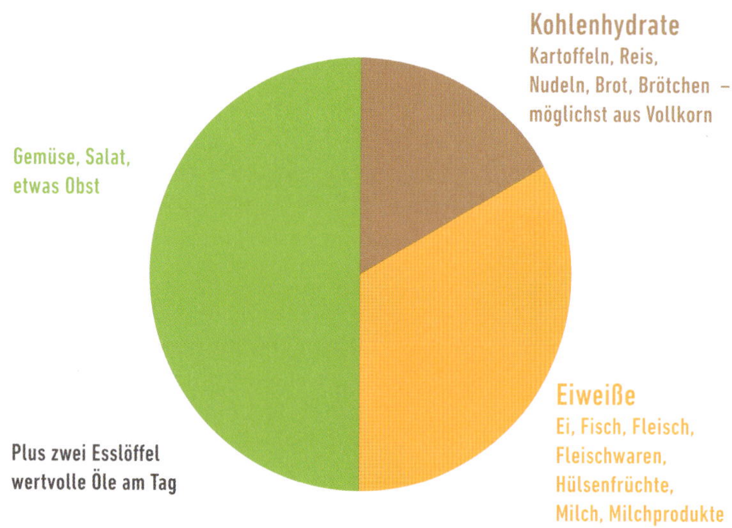

Zusätzlich: Einmal täglich sollte der Teller noch ergänzt werden durch zwei Esslöffel gesunde pflanzliche Öle wie Leinöl, Olivenöl oder Rapsöl. Leinöl kannst du zum Beispiel unter eine Quarkspeise rühren, Olivenöl bereichert jeden frischen Salat und Rapsöl ist eine geschmacksneutralere Alternative zu Olivenöl, falls dir dieses nicht so gut schmeckt.

Flüssigkeitsaufnahme: Auch gesunde Getränke, vor allem Wasser pur, gehören zu dem, was du täglich aufnehmen solltest. Dazu mehr ab der Seite 82.

Essverhalten

Wie bereist angesprochen ist das Essverhalten, also das »Wie« wir essen, sehr wichtig, um erfolgreich abnehmen zu können. Widmen wir uns nun also ein paar wesentlichen Hebeln in unserem Essverhalten.

Essenspausen

Hast du dir schonmal angeschaut, wie oft du am Tag etwas isst? Notiere dir das mal, du wirst vielleicht überrascht sein! Viele unserer Patient*innen führen sich bis zu zehnmal täglich Essen in den Mund – wenn auch nur eine Kleinigkeit zwischendurch. Und dies ist einer der größten Hebel, die du im Bereich deines Essverhaltens hast, um deinen Stressbauch loszuwerden!

Nur drei Mahlzeiten: Bitte esse nur dreimal am Tag mit entsprechendem Abstand und verzichte auf Snacks zwischendurch. Werde dir im ersten Schritt mal bewusst, wie oft du isst und vergesse den Saft und den Milchkaffee nicht! Dies ist für die allermeisten der größte Verzicht und gleichzeitig auch die größte Herausforderung.

Blutzucker/Insulin: Die Essenspausen sind entscheidend, um den Stressbauch zu reduzieren. Stell dir bildlich vor, dass bei (fast) jeder Mahlzeit der Blutzucker steigt und somit Insulin ausgeschüttet wird. Insulin befördert Glukose in die Leber- und Muskelzellen und sorgt dafür, das überschüssige Energie ins Fettgewebe wandert und dort Fettdepots aufbaut – im Umkehrschluss bedeutet es, dass die Fettverbrennung, also der Abbau von Fett, gestoppt wird, was wir ja eigentlich beim Stressbauch haben wollen. Das Gegenteil sollte eigentlich passieren, kann aber somit nicht! Also: Jedes Mal Essen bedeutet Fettzellen zur Aufnahme bereit machen. Zudem ist es ja bei Stress in den meisten Fällen so, dass dann auch zu Ungesundem und Süßem bzw. Hochkalorischem gegriffen wird – dies wandert dann direkt als Depot in die Fettzellen. Siehe dazu auch die Texte über die Cortisolspirale auf den Seiten 22ff. und 39f.

Vielleicht überlegst du gerade das Buch wegzulegen und es als »nicht für mich umsetzbar« abzustempeln. Das können wir gut verstehen, denn das häufige Snacking zwischendurch ist oft totaler Alltag und einige haben auch Angst, hungern zu müssen.

Tier ist nicht gleich Tier

& alternatives Grillgut

Die empfohlene Tellerzusammensetzung enthält eine große Menge an Eiweiß, was auch tierische Produkte umfasst. Bei diesen sollten wir auf Qualität achten, nicht nur, um dem Tierwohl und den Klimafragen gerecht zu werden, sondern auch aus gesundheitlichen Gründen.

Produkte von Tieren aus schlechter bzw. Massentierhaltung enthalten durch das artfremde Futter Soja und Mais viele entzündungsfördernde Omega-6-Fettsäuren. Tiere, die artgerecht gehalten werden und Gras und Heu fressen, enthalten automatisch mehr entzündungshemmende Omega-3-Fettsäuren. Zudem garantiert »bio« oder artgerechte Haltung ein Verzicht auf Medikamente wie Antibiotika, was uns ja nur zugutekommt.

Sicher spiegelt sich die Qualität im Preis wider und viele können oder vielleicht wollen sich »bio« nicht leisten. Doch wer mit kleinem Geldbeutel lebt, kann durchaus bio-Milchprodukte beim Discounter kaufen oder in ländlichen Gegenden bei Bauern vor Ort einkaufen, bei denen die Tiere artgerecht gehalten. Oder man ersetzt das Stück Fleisch auf dem Teller durch Zubereitungen aus pflanzlichen Eiweißlieferanten wie Hülsenfrüchte. Und mit pflanzlicher Milch oder Sahne kann man leckere Saucen zubereiten.

Daran solltest du im Sommer denken, wenn das große Grillen angesagt ist, Radiosender Werbung von günstigem Fleisch verbreiten und sich die Einkaufswägen in den Supermärkten mit billigem Fleisch und Wurstwaren füllen. Sicher lieben wir das Grillen und wir wollen alle nicht auf das gemütliche Beisammensein mit Freunden und Familie verzichten. Aber es gibt Alternativen.

Sei neugierig und schau, was es für schmackhafte Alternativen zum täglichen Steak und Bratwurst in vielen Supermärkten gibt: vegetarische Bratlinge, Würste und vegetarische Steaks, ob aus Sojabohnen, Kichererbsen oder Linsen. Noch besser ist natürlich, die Speisen selbst zuzubereiten. Die klassischen vegetarischen Alternativen sind gegrillter Feta aus Schafmilch bzw. Weißkäse in Salzlake nach Feta-Art aus Kuhmilch sowie gegrilltes Gemüse in allen Variationen, lecker!

Es muss und sollte nicht jeden Tag Fleisch gegessen werden, lieber weniger und dafür von guter Qualität. Und somit ist das Argument der höheren Kosten hinfällig!

Wir versprechen dir, diese Lust zu essen könnte anfangs noch vereinzelt auftreten. Vor allem die Gewohnheit ständig etwas in den Mund zu schieben ist eine große Hürde, aber da kommen wir gleich dazu.

Wenn du aber unsere Tellerzusammensetzung beachtest, ausreichend pflanzliche Nahrungsmittel und somit ausreichend magenfüllende Ballaststoffe zu dir nimmst, kombiniert mit lange sättigendem Eiweiß, wirst du kein Hunger haben! Probiere es mal aus, du wirst innerhalb weniger Tage bereits spüren, dass du mehr Energie hast und der Hunger ausbleibt.

Wenn du unbedingt eine Kleinigkeit dazwischen essen möchtest, greife bitte zu einer Handvoll ungesalzener Nüsse oder einem hartgekochten Ei, gerne auch zu ein paar Gemüsesticks mit Hummus. Oder du garst Gemüse im Backofen mit wenig Öl und Wasser, sozusagen im eigenen Saft, und isst das als Notration zwischendurch.

Essstrategie und Ersatzstrategie

Wir wollen nochmal genauer auf unser Essverhalten in Stresssituationen schauen. Vielleicht treffen die nachfolgend aufgeführten Gedanken auch auf dich zu.

Bestandsaufnahme: Meistens essen wir ja die ungesunden Snacks nicht, weil wir Hunger haben, sondern weil dieses Verhalten unsere über Jahre bzw. manchmal auch Jahrzehnte lang erlernte Strategie bei Stress ist. Und in den Monaten während der Coronapandemie hat sich dieses Verhalten nur noch verschärft – deshalb ja auch der Begriff »Coronakilos«. Zwischendurch ein Schokoriegel, ein Bonbon, ein Stück Käse oder eine Breze. Alles schiebt man sich in den Mund und kaut los. Zugegeben: Das Kauen baut Stress ab – denn unser Kaumuskel ist der stärkste Muskel im Körper – und wie bereits gehört ist Bewegung ja eine der besten Möglichkeiten zum Stressabbau. Bitte aber nicht über kauen!

Zu der erlernten Stressbewältigungsstrategie gehört übrigens auch das zuvor erwähnte Glas Alkohol, oder auch mehrere, am Abend, um überhaupt entspannen zu können. Alkohol lässt zwar die Muskeln entspannen und es führt somit gefühlt zu einem entspannten Zustand. Allerdings benötigt man immer mehr, um diesen Zustand zu erreichen. Und die mentale und geistige Entspannung wird hier auch nur übertüncht. Alkohol ist ein Zellgift – frage dich mal ernsthaft, wie viel du dir da täglich zuführen möchtest! Alkohol ist bei vielen schwerwiegenden Erkrankungen, die häufig tödlich verlaufen, ein Mitschuldiger. Herz-Kreislauf-Erkrankungen, Diabetes, Fettleibigkeit, Krebs – um nur einige zu nennen. Es ist also dringend notwendig, eine Ersatzstrategie, statt Essen und Alkohol trinken, für Stressbewältigung zu finden!

Gründe analysieren: Wie geht man hier vor und was gibt es für Möglichkeiten? Spüre erstmal in dich hinein und beobachte dich: Wann isst du (oder trinkst Alkohol) aus anderen Gründen als aus Hunger/Durst? Vielleicht fällt es dir schwer zu unterscheiden, ob es wirklich Hunger oder einfach nur Lust ist. Beachte:

- Hunger spürst du im Magen, Lust im Mund und im Kopf!
- Wenn du kurze Zeit nach der letzten (guten) Mahlzeit wieder Hunger hast, ist es Lust und kein Hunger. Hunger ist nach einer Mahlzeit befriedigt und weg, Lust und deshalb essen hinterlässt häufig ein schlechtes Gewissen – dies erzeugt übrigens wieder Stress, was kontraproduktiv beim Abnehmen ist.

Vorgehensweise: Erkenne erstmal deine Essstrategie und frage dich dann, was du eigentlich brauchen würdest. Bist du gerade gestresst und willst diesen Stress abbauen? Oder ist dir eigentlich langweilig oder bist du einsam? In den allermeisten Fällen ist der Grund dahinter Stress – sonst würdest du dieses Buch nicht in den Händen halten!

Im nächsten Schritt überlege dir, wie du deinen Stress anderweitig außer mit Essen lösen könntest. Zuvor hast du ja vielleicht schon unser Template (siehe Seite 130f.) ausgefüllt. Nimm dies nochmal zur Hand und schau kritisch darüber. Gibt es etwas, das als Ersatzstrategie taugt? Manchmal sind deine Maßnahmen zur Stressbewältigung gerade für diese Momente nicht geeignet. Vielleicht bleibt gerade keine Zeit für deine Sporteinheit oder einen Wellnessaufenthalt im Schwimmbad.

Wenn du dich recht konsequent daran hältst, wirst du mit der Zeit deinen Stresslevel reduzieren. Das bedeutet, dass du auch bald so weit sein wirst, dass du kein Essen zur Stressbewältigung brauchst! Bis dahin ist es aber dringend notwendig hierfür einen Ersatz zu finden. Einfach weglassen erzeugt ein Vakuum, mit welchem umzugehen echt irre viel Disziplin braucht – und die kippt irgendwann. Deshalb überlege, was genau du tun könntest. Ideen dazu findest du hier im Kasten.

Finde deine Ersatzstrategie für Essen zur Stressbewältigung und verlasse dich auch darauf, dass du durch alle Maßnahmen dein Stresslevel insgesamt sinkt und du weniger zu kämpfen hast. Denn dann kannst du die dringend notwendigen Essenspausen einhalten und der Weg zur Reduzierung deines Stressbauches geht ein großes Stück in die richtige Richtung.

Ideen zur Ablenkung – wenn Naschlust aufkommt

- Den Ort wechseln und von der Küche auf den Balkon gehen.
- Einen Tee machen und genüsslich trinken.
- Etwas Neues lernen, denn eigentlich braucht mein Körper Input!
- Mit einer Freundin telefonieren.
- Ein Bad nehmen.
- Es sich gemütlich machen, Kerzen anzünden und gute Musik hören.
- Meditieren und eine Achtsamkeitsübung machen.
- Eine Runde um den Block laufen.
- Eine SOS-Atemübung machen.

Achtsam und genussvoll essen

Um Essen nicht als Ersatz für die Bewältigung von Stress zu nehmen ist es wesentlich, achtsam zu essen. Dies bedeutet schon bei der Zubereitung achtsam zu sein, die Lebensmittel genau zu betrachten, sorgsam zu schneiden und beim Garen die Gerüche zu genießen. Das eigentliche Essen sollte dann langsam und genussvoll stattfinden. Schaue dir deine Mahlzeit an, kaue langsam und jeden Bissen 20- bis 30-mal. Schmecke, rieche und wenn du magst, fühle auch! Denn nur, wenn du mit allen Sinnen genießt, kannst du auch emotional gesättigt sein. Dann hast du zwischendurch nicht so sehr das Verlangen nach etwas Essbarem.

Zudem bemerkst du durch das langsame Essen erst, wann du wirklich satt bist. Das Schwierige dabei ist, dass dein Sättigungsgefühl erst 15 bis 20 Minuten nach Beginn des Essens einsetzt – egal wie viel du zwischenzeitlich gegessen hast. Du profitierst von achtsamen Essen also in mehreren Hinsichten.

Auch hier gibt es sicherlich Einwände: Spätestens Eltern, die mit kleinen Kindern essen, ist es nahezu unmöglich achtsam zu essen – das können wir aus eigener Erfahrung bestätigen. Versuche trotzdem, eine Mahlzeit am Tag achtsam und am besten ohne die Kinder einzunehmen. Auch dies verschafft dir schon Vorteile.

Die Rosinenübung: An dieser Stelle möchten wir dich einladen, eine kleine Achtsamkeitsübung mit einem Lebensmittel auszuprobieren. Es ist die sogenannte »Rosinenübung«. Hierdurch sollst du ein bisschen mehr Achtsamkeit beim Essen wieder erlernen und eine Idee bekommen, was achtsames Essen bewirken kann. Entscheide dich für ein Lebensmittel, beispielsweise ein Schnitz Apfel, ein Stück Orange oder auch eine Rosine. Nehme dir ungefähr 10 Minuten Zeit für die Übung und suche dir hierfür eine ruhigen Platz. Sicher wird dir diese Übung sehr seltsam vorkommen, vor allem, da du so nie essen wirst. Versuche dich trotzdem mal darauf einzulassen, es ist wirklich spannend! Ich nehme für die Anleitung hier ein Stück Apfel, da sehr viele Rosinen nicht mögen:

- Nimm dir dein Stück Apfel und betrachte es genau: Wie sieht die Schale aus, welche Farben kannst du erkennen, welche Struktur? Wie sieht der Apfel innen aus: Kannst du den Saft erkennen? Vielleicht siehst du auch die Regelmäßigkeit in der Struktur? Überlege, wie der Baum ausgesehen haben könnte, auf welchem der Apfel gewachsen ist, vielleicht weißt du sogar, woher der Apfel kommt? Nehme dir ausreichend Zeit diesen zu betrachten.

- Nun schließe die Augen und rieche an dem Stück Apfel. Nach was riecht er? Wo hast du das schonmal gerochen? An was erinnert dich der Geruch vielleicht? Was kommt sonst noch in dir hoch? Nehme dir auch ausreichend Zeit hierfür.

- Nun befühle dein Stück Apfel – die Schale und auch die Innenseite. Was fühlst du? Kannst du den Unterschied zwischen dem Inneren und der Schale in Worte fassen? Nehme dir genügend Zeit für das Fühlen.

- Bevor du den Apfel schmecken darfst, höre mal, wenn du abbeißt, wie sich das anhört. Beobachte, was dieses Knacken in dir auslöst, an was es dich erinnert?

- Erkunde wie sich der Bissen in deinem Mund anfühlt. Und dann kaue ganz langsam und genüsslich. Schließe hierzu am besten die Augen. Beobachte mal, wie wichtig Riechen für das Schmecken ist. An was erinnert dich der Geschmack des Apfels? Wann hast du das letzte Mal so intensiv geschmeckt? Was löst das bei dir für Gefühle aus?

- Abschließend frage dich, wie die Übung für dich war, was war vielleicht anders, als wenn du sonst etwas isst? Konntest du beispielsweise intensiver schmecken, war die Süße des Apfels für dich wahrnehmbar?

Wenn wir diese Übung mit unseren Patient*innen durchführen, sind viele überrascht, wie intensiv und gut ein Apfel schmeckt. Die Übung führen wir meistens mit mehreren Lebensmitteln nacheinander durch. Das letzte Lebensmittel – das Gummibärchen – können dann viele gar nicht mehr essen, weil es so unnatürlich süß schmeckt.

Der leidige Zucker

Der Schokoriegel, die kleine Praline oder auch eine Handvoll Gummibärchen zwischendurch: Wir möchten dir die Süßigkeiten nicht verbieten – du weißt, wir machen keine Diät. Trotzdem ist es absolut wichtig, den Zuckerkonsum auf ein Minimum zu reduzieren. Dies ist ein Knackpunkt in der Ernährungsumstellung. Manche Patient*innen können es sich einfach nicht vorstellen auf Süßigkeiten, Kuchen, Eis oder Zucker im Kaffee zu verzichten. Manchmal könnte man denken, man hat mit einem trotzigen Kind zu tun, welchem man die Spielsachen wegnehmen möchte. Zucker hat wirklich Suchtpotenzial! Deshalb gehen wir hier auch ganz behutsam vor. Ziel ist es zunächst, maximal einmal am Tag maximal eine Handvoll Süßigkeiten zu essen – am besten direkt im Anschluss an eine Mahlzeit, damit es keine zu große Auswirkung auf den Blutzuckerspiegel hat. Auch hier gilt, dass es Ausnahmen gibt – man denke an Feierlichkeiten oder einfach an einen netten Abend mit Freunden. Dann schränkt man sich halt am Tag darauf ein und verzichtet dort komplett auf Zucker.

Zuckerkonsum reduzieren: Wie kannst du die Zuckerreduzierung aber schaffen, ohne dich zu sehr einschränken und kasteien zu müssen? Wie hast du dauerhaft Aussicht auf Erfolg? Bedenke:

- Übermäßiger Zuckerkonsum wird häufig als Stressbewältigung eingesetzt wird. Du hast ja bereits einige Ideen zum Umgang mit Stress kennengelernt und für dich vielleicht auch schon erste Schritte entdeckt. Sobald dein Stresslevel absinkt, wird auch dein Drang nach Süßigkeiten kontinuierlich zurückgehen.

- Solltest du die Möglichkeit für dich sehen, Achtsamkeitsübungen in deinen Alltag einzubauen, hast du gute Chancen, ein gutes Gespür für dich zu entwickeln, ob du gerade WIRKLICH Zucker willst und brauchst. Somit reduziert sich der Zuckerkonsum auch etwas von alleine.

- Solltest du dennoch Stress haben und als Bewältigungsstrategie Süßigkeiten essen, arbeite weiter daran dir eine Ersatzstrategie zu erarbeiten, um öfter Erfolg zu haben.

- Vielleicht magst du dir auch mal bewusst machen, wie viel weniger Zucker allgemein für deine Gesundheit bringt. Du wirst deutlich mehr Energie spüren, Kilos an ungewollten Stellen purzeln quasi dann von alleine, ein Diabetes rückt in weite Ferne und hilfreich zur Krebsvorbeugung ist das auch. Nebenbei wird deine Haut reiner und die Müdigkeit verschwindet.

Neues Süßempfinden: Es macht Sinn, deinen Süßgeschmack Schritt für Schritt zu entwöhnen und jeden Tag ein bisschen weniger Süßigkeiten zu essen. Verbiete dir nichts, genieße das Wenige und spüre was du eigentlich brauchst. Ziel ist es, dass ein Apfel für dich wieder süß schmeckt und du ihn regelrecht genießen kannst. Und wenn du sehr viel Lust auf was Süßes hast, gönne dir gerne ein kleines Stück ganz dunkle Schokolade oder auch ein Stück Obst. Wir haben aber auch schon Patient*innen erlebt, die die vielen Süßigkeiten nur mit totalem Verzicht von Zucker weglassen konnten. Spüre mal, wie es dir damit geht. Aus unserer Sicht ist ein totaler Zuckerverzicht nicht notwendig – denn dauerhaft ist in den meisten Fällen eh nicht realistisch.

Das richtige Trinken

Unser Körper besteht, je nach Alter, zu 50 bis 70 Prozent aus Wasser. Die Stoffwechselvorgänge können nur gut ablaufen, wenn ausreichend Flüssigkeit da ist. Zellen müssen mit neuen Nährstoffen und Sauerstoff versorgt und Giftstoffe ausgeschwemmt werden. Aber nicht nur die Menge, sondern vor allem was wir trinken ist entscheidend. Was trinkst du so? Da hierbei so viel falsch gemacht wird und mit kleinen Verbesserungen wirklich viel erreicht werden kann, möchten wir hier darauf eingehen was wir trinken sollten und was eher nicht. Ganz klar sind folgende Getränke zu empfehlen:

Geeignete Getränke

Wasser: Wasser, ob still oder mit »Blubb«, aus der Leitung oder gekauft. Folgendes sollte man bei der Wahl des Wassers aber in Betracht ziehen: Neigst du zu Sodbrennen, so nimm lieber nur stilles Wasser auf. Außerdem lohnt sich auch ein Blick auf die Mineralstoffe: Wenn du viel Sport treibst und entsprechend Magnesium benötigst, fährst du mit einem gekauften Wasser mit entsprechender Mineralstoffzusammensetzung gut. Ansonsten ist eigentlich in Deutschland Leitungswasser eines der am strengsten kontrollierten Lebensmittel und kann bedenkenlos genossen werden – übrigens auch wieder ein Umweltaspekt: keine Verpackung, kein Transport.

Saftschorle: Mit einer Zusammensetzung von einem Drittel beispielsweise Apfelsaft und zwei Drittel Wasser bringt Saftschorle zwar mehr Geschmack als reines Wasser, dennoch sollte man sie nur ab und zu trinken, da Saft recht viel Fruchtzucker enthält. Mit 100 Gramm Zucker pro Liter sind wir bei allen Saftsorten dabei – und das ist eine Menge, die sich über den Tag verteilt gesehen ganz schön zusammenaddiert! Natürlich spricht auch nichts gegen ein Glas Orangensaft während oder nach einer Mahlzeit, aber nicht als Durstlöscher, sondern als Genuss und als Ersatz für ein Stück Obst.

Ungesüßter Tee: Ob aus Kräutern oder Früchten ist bei Tee eine Geschmacksache. Hier gibt es ein unglaublich vielfältiges Angebot und es lohnt sich zu prüfen, ob Tee nicht auch eine Alternative zu ungesunden Getränken für dich etwas wäre. Tee schmeckt auch nicht nur im Winter, sondern kann, gerne auch kalt genossen, ganzjährig eine Alternative sein. Vorsicht ist allerdings vor zugesetztem Zucker geboten, etwa bei »Eistee« aus dem Supermarkt, deshalb: Überprüfe auch das Etikett.

Und hier ist die Liste der empfehlenswerten Getränke schon zu Ende. Alles andere enthält viel Zucker und belastet deinen Blutzuckerspiegel.

Ungeeignete Getränke

Smoothies: Sie zählen nicht als Getränk, da hiermit viel Energie und weitere Stoffe wie Fruchtzucker, Vitamine, Mineralstoffe und Ballaststoffe geliefert werden. Diese sind zwar empfehlenswert, aber als Mahlzeit zu werten.

Softgetänke/light/zero: Alle Arten von Softgetränken, in welcher Version und Variante auch immer, sind völlig ungeeignet! Hier gilt es Folgendes zu beachten: Der darin in gelöster Form enthaltene Zucker flutet unser Blut, lässt den Blutzucker massiv ansteigen und fördert somit auch einen schnellen und hohen Insulinausstoß. Dies bedingt, dass wir schnell Hunger bekommen bzw. der Blutzuckerspiegel wieder stark sinkt und die erneute Lust auf Süß kommt. Vielleicht fragst du dich nun, ob du aber die light- oder zero-Variante trinken kannst? Dagegen sprechen drei Argumente:

- Diese Produkte sind sehr süß. Wir gewöhnen uns hier an die Süße und wollen dann alle Speisen so süß haben. Sprich, ein Apfel schmeckt für uns nicht süß genug. Ziel sollte sein, unseren Süßgeschmack wieder auf ein gutes und gesundes Maß zu reduzieren.

- Es wirkt in uns unbewusst die Idee, dass das Produkt ja »light« ist und wir noch keinen »Zucker« zu uns genommen haben. Folglich kann ein erhöhter Zuckerkonsum die Folge sein.

- Die in den Softgetränken enthaltenen Süßstoffe und deren Wirkung sind noch nicht abschließend untersucht. Es gibt aber Studien, die weisen daraufhin, dass die schlechten Darmbakterien durch diese Süßstoffe gefördert und die guten eher vermindert werden. Dies wiederum kann Auswirkungen auf die Entzündungen in unserem Körper haben. Das Weglassen von diesen Softgetränken fordert anfänglich einiges an Umstellung und vielleicht auch Ideenreichtum, um geeignete Alternativen zu finden, bringt aber relativ schnell große Wirkung.

Die Strategie

Probiere aus, was du an deinem Trinken verbessern kannst. Manchmal muss man ein bisschen neugierig sein. Ein Glas Wasser mit einer Scheibe frischer Zitrone oder etwas Minze und Ingwer, ein selbst gemachter Eistee aus Schwarztee, etwas Früchten und Minze oder aber auch verschiedene Wassersorten helfen hier.

Ausreichende Trinkmenge: Um über den Tag verteilt gut mit Flüssigkeit versorgt zu sein, kann man etwas nachhelfen und den Alltag strukturieren. Fange morgens gleich nach dem Aufstehen mit einem großen Glas Wasser an, bereite dir dann eine große Kanne Tee zu, die du mit einer Trinkflasche oder einer Thermoskanne mit zur Arbeit nimmst oder stelle dir zwei Flaschen Mineralwasser gut sichtbar im Raum auf. Trinke zwischendrin immer wieder, entweder jede Stunde mehrmals ein paar Schlucke, nach jedem Telefonat, was auch immer. Finde deinen eigenen Rhythmus. Auch nachmittags ist Wasser optimal. Statt der vierten Tasse Kaffee lieber eine großes Glas Wasser trinken. Und abends kann es wieder Tee sein. So kommst du über den Tag verteilt auf die notwendigen 1,5 bis 2 Liter.

Alkohol

Wie ist das bei dir mit Alkohol? Da dies ein wesentlicher Faktor sein kann, möchten wir diesen gerne separat betrachten. Ein Glas Wein am Abend zum Essen, ein Aperol mit Freunden oder ein Bier nach getaner Arbeit - das ist für viele Leute Lebensfreude und Genuss pur!

Um es gleich vorwegzunehmen, wir möchten dir nichts verbieten und schon gar nicht am Genießen hindern. Trotzdem müssen wir hier differenziert darauf schauen. Gegen ein Glas Wein hin und wieder zum Genießen spricht gar nichts. Häufig ist das Glas oder die Gläser aber nicht mehr nur zum Genuss da, sondern ist zur Gewohnheit geworden und dient der Stressbewältigung.

Zellgift: Alkohol enthält mit 7 kcal pro Gramm einiges an Kalorien und ist, wie schon erwähnt, ein Zellgift. Und hier liegt das Schwierige begraben: Unser Körper möchte dieses Zellgift so schnell wie möglich loswerden und verwendet alle Energie darauf. Für Fettabbau bleibt derweilen keine Zeit. Nun muss man wissen, dass Männer ca. 0,1 Gramm Alkohol pro Stunde und Frauen etwa 0,085 Gramm Alkohol pro Stunde abbauen können. Berücksichtigen wir dann noch den eventuellen Zuckergehalt des alkoholischen Getränkes, können wir ausrechnen, wie lange unser Körper mit der Alkoholverarbeitung beschäftigt ist. Ein Glas Wein à 125 Milliliter enthält ca. 10 Gramm Alkohol, eine Flasche Bier à 330 Milliliter enthält ca. 12 Gramm Alkohol.

Negative Auswirkungen: Auch verhindert Alkohol im Blut, dass Zucker aus der Leber freigesetzt wird und somit kann Heißhunger auf Süßes entstehen; also genau das Gegenteil, was beim Abnehmen günstig ist. Als weiterer negativer Einflussfaktor wird Alkohol angelastet, dass er den Aufbau von Muskeln verhindert oder zumindest verlangsamt, da er den Testosteronspiegel senkt, welcher für den Muskelaufbau mitverantwortlich ist. Wer also nach dem Sport ein Bierchen trinkt, agiert kontraproduktiv.

Fazit: Überprüfe deinen Alkoholkonsum und versuche gegebenenfalls, seltener zu einem Gläschen zu greifen. Als gelegentlicher Genuss ist Alkohol in Ordnung. Da aber der Fettabbau je nach Alkoholmenge lange behindert wird, lieber nur einmal am Wochenende Alkohol trinken statt jeden Tag.

Kaffee

Trinkst du gerne und viel Kaffee? Kaffee ist grundsätzlich positiv zu bewerten – Kaffee wird ja aus der Kaffeebohne gewonnen, also aus einer Pflanze. Und die darin enthaltenen Pflanzenstoffe, wie Polyphenole, haben eine antioxidative und zellschützende Wirkung, was wiederum bei Stress elementar ist – du erinnerst dich an die freien Radikale, die neutralisiert werden müssen. Allerdings muss auch erwähnt werden, dass Kaffee einen nachteiligen Effekt bei der Mineralstoffverwertung hat. Eisen und Zink beispielsweise können bei gleichzeitigem Verzehr mit Kaffee schlechter resorbiert werden. Dies ist vor allem für Vegetarier und Veganer wichtig zu wissen.

Wissenswertes: Für die tägliche Aufnahme werden zwischen zwei und vier Tassen des schwarzen Getränks als überwiegend positiv bewertet, regen an und machen eine gute Stimmung. Bitte beachte:

- Kaffee nicht mit Zucker oder Süßstoff trinken. Wenn du gesüßten Kaffee brauchst, versuche die Menge an Zucker zu reduzieren. Eine Prise Zimt in den Kaffee kann sogar helfen, sich den Zucker ganz abzugewöhnen.

- Milch im Kaffee bedingt, dass dieser dann als Mahlzeit gewertet wird, da die Milch mit ihrem Zucker Laktose (Milchzucker) Auswirkungen auf den Blutzuckerspiegel hat und viele Nährstoffe liefert. Somit können die dringend notwendigen Essenspausen nicht eingehalten werden (siehe Seite 75). Trinke also den Kaffee lieber schwarz oder direkt im Anschluss an eine Mahlzeit.

- Wer sehr gestresst ist und mit Stresshormonen geflutet, also aktiv und wach ist, sollte überprüfen, ob der nächste Kaffee jetzt das Mittel der Wahl ist oder lieber eine Tasse Tee oder ein Glas Wasser besser wären. Kaffee, und übrigens auch schwarzer Tee, regt an und aktiviert den Sympathikus.

Tipps und Tricks für den Alltag

Sicher fragst du dich, wie du das wohl alles nun umsetzen sollst. So viel frisch kochen und einkaufen – das war vielleicht bisher nicht so deines? Vielleicht ist es eine große Umstellung, auf große Mengen an Kohlenhydraten zu verzichten, das viele Gemüse und der Salat. Das bedingt automatisch, häufiger frisch einkaufen gehen zu müssen, oder zu dürfen …

Rezepte auswählen: Beginne doch damit, dir einige Rezepte auszusuchen, die du dir gut vorstellen kannst und dann komme ins Tun; einfach mal ausprobieren. Und alle Rezepte, die dir gut gelingen und dir schmecken, legst du in einem neuen Ordner ab. So kannst du dein Repertoire an guten Rezepten ständig erweitern.

Einkaufszettel schreiben: Schreibe dir doch gerne auch einen Plan für deine Woche, also wann du was essen möchtest und daraufhin einen Einkaufszettel. So kommst du gar nicht erst in die Situation, dass du Hunger hast aber nicht weißt, was du dir nun zubereiten sollst. Und mit einem Einkaufszettel verhinderst du das Kaufen unnötiger Lebensmittel und vor allem zu viel Süßkram!

Schrankinhalte überprüfen: Überprüfe doch mal deinen Kühlschrank und deine Küchenschränke. Manchmal ist es hilfreich, weniger günstige Lebensmittel erst gar nicht zu Hause zu haben. Überprüfe Saucen und Ketchup auf Zuckergehalt, schau dir auch vorhandene Müslimischungen hinsichtlich Zucker an. Nehme Fertigprodukte unter die Lupe und entscheide, welche du besser nicht mehr essen möchtest. Wenn du einkaufen gehst, achte auch an der Kühltheke auf versteckten Zucker. Nicht nur Fruchtjoghurts, alle mit »Frucht angereicherten« Milchprodukte sind wahre Zuckerbomben!

Hochwertige Ware kaufen: Auch macht es Sinn, nur wenige ausgewählte Süßigkeiten zu Hause zu haben. Wenn du dann unendlich Lust auf etwas verspürst und deshalb losmusst, dann verbinde dies mit einer großen Einheit Bewegung – dann kannst du so ein wenig Kalorien ausgleichen. Kaufe dir eine gute Tafel dunkle Schokolade und/ oder ein paar wirklich gute Pralinen – hiervon kannst du dir ab und an etwas gönnen. Gummibärchen sind übrigens weniger »gut« zu bewerten als Schokolade, da Schokolade durch den gleichzeitigen Gehalt von Fett den Blutzucker weniger arg hochschnellen lässt. Dazu kommt, dass der Zuckergehalt in Gummibärchen bei über 50 Prozent liegt. Lass dich bitte auch nicht von »Saftbärchen« täuschen. Der Zucker stammt zwar aus Früchten, ist aber unterm Strich eben auch nur Zucker!

Grundvorrat anlegen: Trotz deinen Planungen wird es immer Situationen geben, wo es schnell gehen muss, du nichts Entsprechendes zu Hause hast oder einfach keine Lust auf das eigentlich geplante Essen hast. Lege dir hierfür eine gutdurchdachte Vorratshaltung zu: Tiefkühlgemüse am besten bio und natürlich ungewürzt, ist wirklich empfehlenswert und daraus kannst du wunderbar beispielsweise eine Erbsensuppe kochen. Auch Kidneybohnen oder Kichererbsen in Dosen sind super und auch schnell in der Zubereitung. Immer zu Hause solltest du eine gute Auswahl an Nüssen, Samen und Kernen haben, beispielsweise Haselnüsse, Walnüsse, Mandeln, Cashewkerne, Sesam und Leinsamen. Ebenso sind gute Öle wie Raps- und Olivenöl oder auch Leinöl wirklich wertvoll. Haferflocken, Naturjoghurt und Quark, auch ein wenig Milch und Reis, Nudeln und Kartoffeln ergänzen das Ganze.

Vielleicht magst du dir auch einen kleinen Vorrat an Kräutern – gerne auch frisch auf dem Balkon oder der Fensterbank – zulegen. Petersilie, Schnittlauch oder auch Minze sind ideal und pflegeleicht. Tiefkühlfisch wie beispielsweise Lachs oder auch ein mageres Putenschnitzel in der Kühltruhe sind auch eine gute Wahl. Vielleicht magst du gern Sojaprodukte; ich verwende gerne Sojasahne. Diese muss nicht im Kühlschrank gelagert werden und enthält wertvolle Fettsäuren. Vielleicht magst du auch gerne pflanzliche Milch wie Hafer-, Mandel oder Sojamilch. Auch die kann gut gelagert werden und muss nur geöffnet in den Kühlschrank.

Vorkochen und einfrieren: Je nachdem wie dein Alltag aussieht, könntest du dir auch angewöhnen, eine doppelte Menge zu kochen und einzufrieren. Dann hast du zu einem späteren Zeitpunkt eine gute Mahlzeit zur Hand. Oder du bereitest mehr zu und nimmst dies am nächsten Tag mit in die Arbeit. Gut geeignet sind dazu der Kichererbsensalat (siehe Seite 101) und der Couscoussalat (siehe Seite 98).

Außer Haus essen: Häufig macht das »außer-Haus-Essen« dem Ganzen einen Strich durch die Rechnung. Auch hier gibt es aber einige Tipps: Wenn du in der Arbeit in die Kantine gehst, schau doch mal, ob es eine Salatbar gibt. In den meisten Kantinen gibt es mittlerweile eine gute Auswahl an Gemüse und Salaten. Vermeide hier fertige Salatsaucen, sondern nehme selbst Essig und Öl. Vermeide ebenfalls Saucen aus Sahne und achte auf deine Tellerzusammenstellung. Bestimmt gibt es die Möglichkeit weniger der Sättigungsbeilagen zu nehmen und dafür mehr Gemüse oder Salat zu bekommen. Wenn ein Nachtisch, dann beispielsweise ein Stück Obst oder gerne auch ein Espresso. Auch ein großes Glas stilles Wasser kann Hunger stillen.

Für diejenigen, die viel unterwegs sind, war seither vielleicht der Gang zum Bäcker das Mittel der Wahl. Aber auch hier gibt es mittlerweile wunderbare Auswahlmöglichkeiten: Eine Vollkornsemmel mit Käse und Schinken und etwas Gemüse, manchmal gibt es auch zubereitete Müslimischungen und auch fertige Salate. Beachte einfach die Regel: möglichst Vollkorn, wenig ungesunde Fette (also keine Croissants und Kaffeestückchen) und möglichst viel Gemüse und Salate. Für eine warme Mahlzeit empfehlen wir, auf sämtliche Arten von Schnellrestaurants zu verzichten. Wie wäre es mit einem vegetarischen Döner mit Falafel und viel Gemüse und Salat? Oder auch mal Wraps oder eine Fischsemmel? Oder die bereits abgefüllten Salate wie

Couscous, Quinoa oder auch Kichererbsen? Sei mal wachsam, es gibt durchaus gute und gesunde Alternativen!

Und noch ein Tipp: Warte mit der Auswahl deines Essens nicht so lange, bis dir der Magen bereits in den Kniekehlen hängt – da drängt unser Gehirn so auf Zucker, dass meistens zu schlechten Alternativen gegriffen wird.

Ausflüge und Picknick: Auf Ausflügen und zum Picknick greift man gerne mal zur Breze vom Bäcker. Hiergegen spricht auch nichts, aber gewöhne dir an, eine große Box mit geschnittenem Gemüse und vielleicht hart gekochten Eiern oder Käsestückchen mitzunehmen – die Telleraufteilung solltest du auch hier berücksichtigen. Ein Picknick geht auch gesund, man muss nur ein bisschen überlegen. Es gibt machbare und schmackhafte Alternativen. Zum Beispiel unser Rezept »Toskanamuffins« mit Vollkorn und Gemüse – lecker und gesund und super für Ausflüge (siehe Seite 100).

We are family

Hast du Familie und Kinder? Dann bist du vielleicht auch schon etwas nervös und befürchtest, mehrere Mahlzeiten kochen zu müssen. Viele Eltern werden erstmal stutzig und überlegen, wie sich diese neue Art der Ernährung mit der Familie kombinieren lässt. Dabei ist es eigentlich ganz einfach, wenn man die folgenden Punkte beachtet.

Kochen für Kinder

Kinder brauchen mehr Energie, da sie meist den ganzen Tag auf den Beinen und in Bewegung sind – wir sprechen hier von gesunden, normalgewichtigen Kindern. Von daher brauchen wir hier die Kohlenhydrate nicht so sehr einschränken, wie bei unserer Telleraufteilung, wenn man abnehmen möchte. Aber da Kinder im Wachstum sind, brauchen sie ebenfalls ausreichend Eiweiß, was wiederum gut mit unserer Art der Ernährung zusammenpasst. Auch sollten ebenso fünfmal täglich Obst und Gemüse gegessen werden, wobei hier die Aufteilung, wie viel Obst und Gemüse nicht so entscheidend ist – wir Erwachsene sollten deutlich mehr Gemüse und Salat als Obst essen, wegen des Fruchtzuckeranteils im Obst. Bei Kindern ist es entscheidend, dass sie ausreichend pflanzliche Lebensmittel essen.

Im Klartext heißt das, dass wir ein Gericht kochen und die Aufteilung anders gestalten – beispielsweise das beliebte Kindergericht Nudeln für uns Erwachsene eben mit einer sehr großen Portion Salat und wenig Nudeln.

Vorbildfunktion: Ein weiterer Punkt wird häufig unterschätzt: Wenn wir Eltern Vorbild sind und nicht den Schokoaufstrich, sondern ein selbst gemachtes Pesto oder immer auch genügend Salat und Gemüse essen, machen uns die Kinder das eher nach. Ein weiterer Trick ist erstaunlicherweise die Verknappung eines Lebensmittels: Regelmäßig führt es bei uns zu Streit, wenn es nur drei Stücke Kohlrabi gibt ... vielleicht für den ein oder anderen eine Idee.

Neues ausprobieren: Kinder brauchen grundsätzlich eher länger, um mit neuen Lebensmitteln klarzukommen. Genetisch ist bei uns Menschen einprogrammiert, dass süß gut für uns ist und bitter giftig sein könnte – denn es gibt keine bekannte Pflanze der Welt, die süß schmeckt und gleichzeitig giftig ist. Deshalb müssen Kinder Neues sehr oft probieren, um sich damit anfreunden zu können. Bitte aber ohne Druck; jeder sollte selbst entscheiden dürfen, was man isst und somit ein Teil von ihm wird.

Es gibt hier zwei Effekte, die das Ernährungsverhalten im Kindesalter beeinflussen. Der erste ist die Tatsache, dass Kinder diejenigen Lebensmittel, die sie bereits kennen und mögen, gerne essen. »Na toll«, denken nun einige, »wie bekommt man dann Neues an die Kids heran?« Zum Glück gibt auch einen anderen Effekt, und zwar der, dass die Sättigung eintritt, wenn man zu viel von einem Produkt isst. Dann hat man – zumindest für eine gewisse Zeit – weniger Verlangen danach. Dieser Effekt hilft quasi eine zu einseitige Ernährung zu vermeiden.

Teller nicht leer essen: Ein letzter Punkt ist uns noch wichtig, was die Mengen bei den Kindern angeht: Den Teller leer essen zu müssen ist eine veraltete Methode und sollte nicht durchgesetzt werden. Wenn Kinder ihr Sättigungsgefühl kennen, ist dies wirklich gut! Mal ehrlich, dies ist doch ein Punkt, mit welchen sich Erwachsene schwertun. Weiter essen, obwohl ich schon lange satt bin. Kinder wissen genau, wie viel sie brauchen und meistens auch von was. Auch wenn die Mengen von den »Standards« abweichen – verhungern tut kein gesundes Kind freiwillig! Ein häufiges Problem besorgter Eltern ... Lieber weniger nehmen lassen und dann nachnehmen als wegschmeißen oder aufessen müssen.

Top-Lebensmittel bei Stress

Mit diesen Zutaten lassen sich eigene Rezepte entwickeln bzw. bestehende Rezepte anpassen und ergänzen:

- Beeren wie Heidelbeeren, Himbeeren, Brombeeren oder Erdbeeren
- Haferflocken
- Nüsse, Samen und Kerne jeglicher Art, allerdings ungesalzen
- Brokkoli, Spinat und Mangold
- Lachs, Hering und Makrele
- Milch und Milchprodukte
- Datteln und Feigen
- Karotten, Kürbis und rote Paprikaschoten
- Linsen, Bohnen, Erbsen, Kichererbsen
- Ingwer, Kurkuma- und Currypulver
- Petersilie
- Kakao bzw. dunkle Schokolade
- Wasser

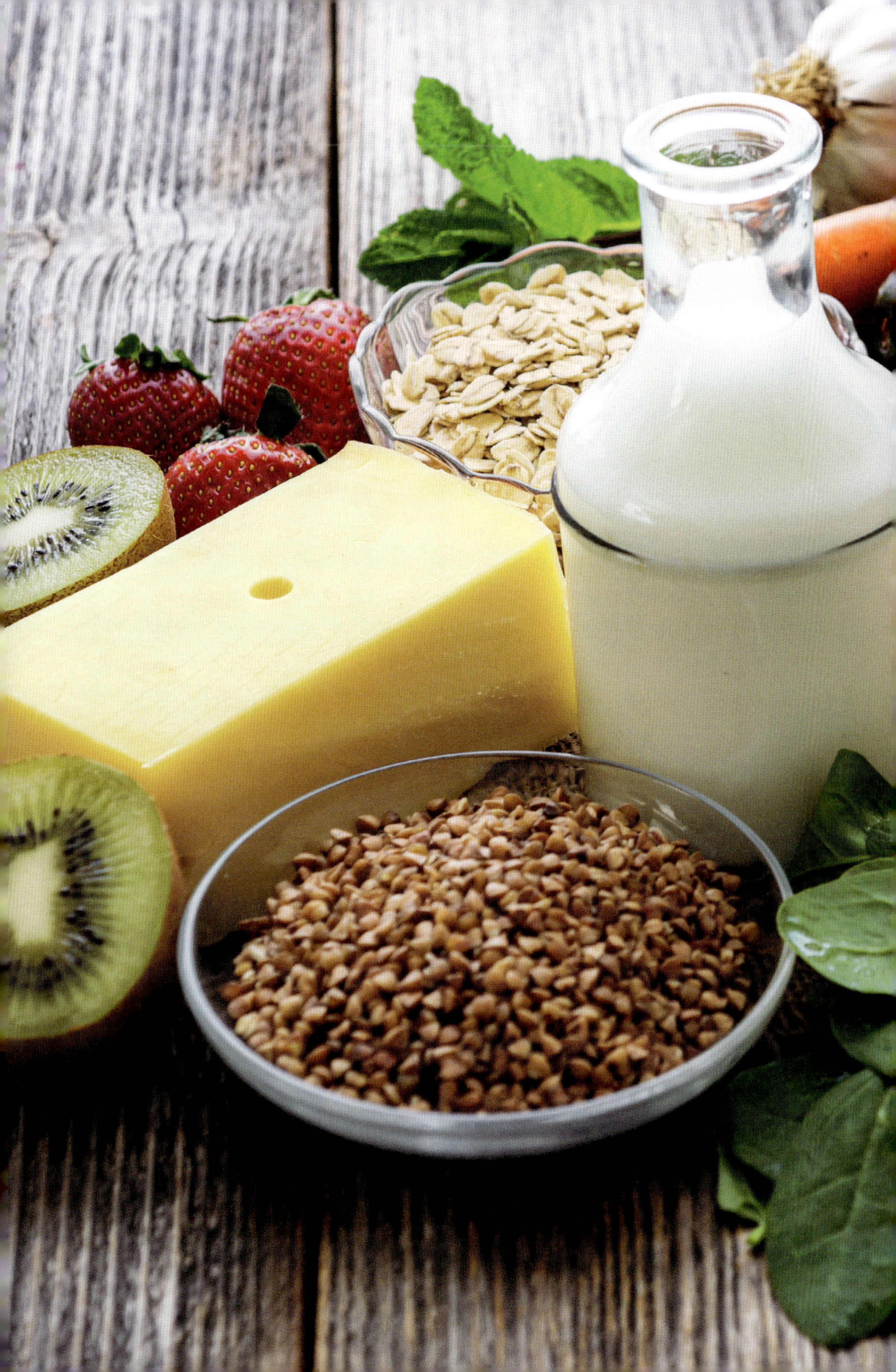

KAPITEL 4

REZEPTE

Damit du nun auch sofort loslegen und in die konkrete Umsetzung gehen kannst, folgt eine Rezeptauswahl, die alle aufgeführten, relevanten Punkte in der Ernährung bei Stressbauch berücksichtigt. Probiere doch gerne mal etwas aus, variiere die Zutaten nach deinem Geschmack, nach Saison oder was noch übrig ist, und lege dir so eine eigene Rezeptsammlung an, die dir hilft, deinen Stressbauch dauerhaft loszuwerden!

Naturjoghurt mit Haferflocken, Beeren und Nüssen

ZUTATEN FÜR 1 PERSON

- 3 EL Naturjoghurt (1,5 % Fett)
- 3 EL Haferflocken
- 1 Handvoll Walnüsse
- 1 Handvoll Heidelbeeren
- 1 TL Leinöl

- Den Joghurt in ein Schälchen geben und die Haferflocken untermischen. Walnüsse, Heidelbeeren und Leinöl dazugeben und alles miteinander vermengen.

- **Tipp** Die im Hafer enthaltene Phytinsäure bindet Mineralstoffe wie Eisen und Kalzium, weshalb diese dann vom Körper nicht aufgenommen werden können. Wird der Hafer jedoch über Nacht in Joghurt eingeweicht, reduziert sich der Gehalt an Phytinsäure und es können mehr Mineralstoffe aufgenommen werden. Das Leinöl dann erst am Morgen vor dem Verzehr unterrühren.

- **Tipp** Variiere das Rezept gerne mit den Nüssen, Samen und Kernen. Wenn kein saisonales Obst verfügbar ist, kannst du gerne auch TK-Beeren verwenden. Und statt Kuhmilch auch gerne pflanzliche Alternativen wie Mandelmilch verwenden.

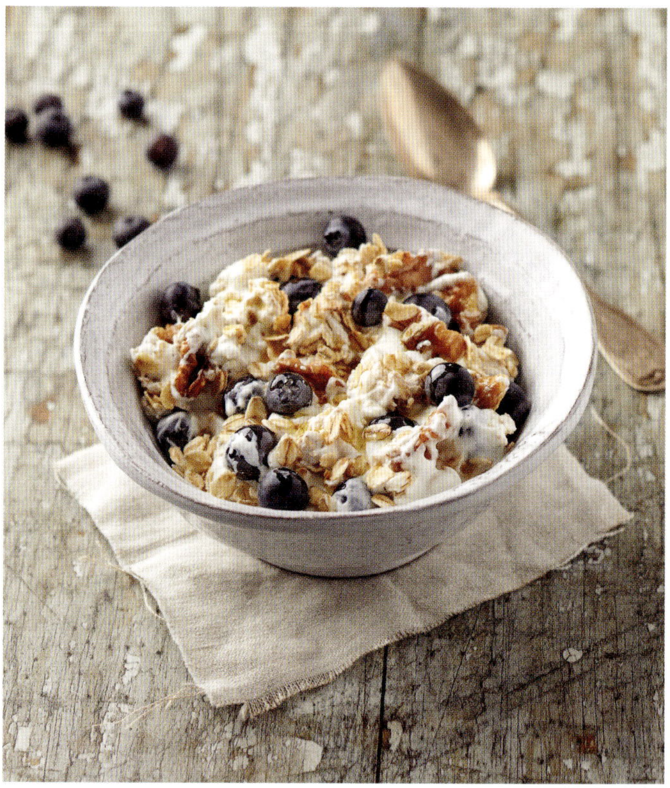

Shake für Morgenmuffel

ZUTATEN FÜR 1 PERSON

- 5 Zwetschgen
- ½ reife Banane
- 150 ml Milch
- 2 EL Haferflocken
- 1 Messerspitze Zimt
- 1 Messerspitze Vanillemark aus der Schote

- Zwetschgen waschen, halbieren und entsteinen. Banane schälen und in Stücke schneiden.

- Die Milch in einen hohen Becher gießen. Haferflocken, Zwetschgen und Bananenstücke dazugeben. Mit Zimt und Vanille würzen. Alles mit einem Pürierstab fein pürieren.

- **Tipp** Bereite diesen nahrhaften Shake frisch zu und trinke ihn gleich, da die Banane an der Luft schnell braun wird. Statt Kuhmilch kann auch eine pflanzliche Alternative wie Hafermilch verwendet werden.

- **Tipp** Gerne statt Zwetschgen auch Heidelbeeren verwenden – Heidelbeeren sind nicht nur top bei Stress, sondern gelten aufgrund ihrer Inhaltsstoffe auch als regionales Superfood.

- **Info** Bei Abnehmwunsch Milch mit 1,5% Fettgehalt verwenden.

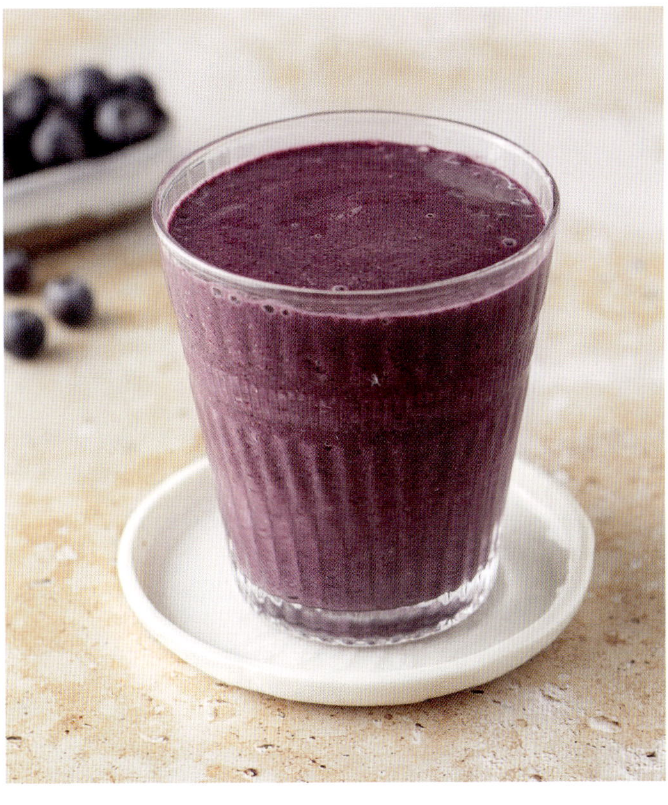

Energiekugeln

ZUTATEN FÜR CA. 15 STÜCK

- 100 g Datteln ohne Kerne
- 100 ml kochendes Wasser
- 100 g gemahlene Mandeln
- 3 EL Haferflocken
- 1 Prise Zimt
- 100 g geschälter Sesam

- Datteln mit kochendem Wasser übergießen und 5 Minuten ziehen lassen. Mit einem Pürierstab fein pürieren.

- Mandeln, Haferflocken und Zimt dazugeben und alles zusammen erneut pürieren.

- Mit den Händen walnussgroße Kugeln formen. Den Sesam in einen tiefen Teller geben und die Kugeln darin wenden.

- **Tipp** Diese Energiekugeln sind ein Powersnack für die Arbeit oder für unterwegs. Sie halten sich ca. 1 Woche im Kühlschrank.

Kokoskugeln

ZUTATEN FÜR CA. 12 STÜCK

- 125 g Quark (20 % Fett)
- 80 g gemahlene Mandeln
- etwas Vanillemark aus der Schote
- 1–2 EL Honig
- 100 g Kokosraspel
- 12 ganze, blanchierte Mandeln

- Quark mit Mandeln, Vanillemark und Honig vermengen. Die Hälfte der Kokosraspel untermischen; der Teig sollte recht fest sein. Restliche Kokosraspel in einen tiefen Teller geben.

- Teig mit einem Teelöffel portionsweise abstechen. Jede Teigportion zu einer Kugel rollen und in die Mitte eine Mandel drücken. Die Kugeln in Kokosraspeln wenden.

- **Tipp** Im Kühlschrank halten sich die Kugeln 2 bis 3 Tage.

Amaranth-Riegel

ZUTATEN FÜR 4 STÜCK

- 2 EL weiche Butter
- 7 EL gepuffter Amaranth
- 1 EL Sonnenblumenkerne
- 1 EL Leinsamen
- 1 TL flüssiger Honig
- ½ TL Zimt
- 1 TL Sesam, ungeschält

- Alle Zutaten gut miteinander vermengen und auf einem Backpapier 1 Zentimeter hoch glatt streichen – das ergibt eine Platte von ca. 10 x 20 Zentimeter.

- Die geformte Masse mindestens 2 Stunden in den Kühlschrank stellen. Vier Riegel der Breite nach abschneiden und einzeln in beispielsweise Butterbrotpapier verpacken.

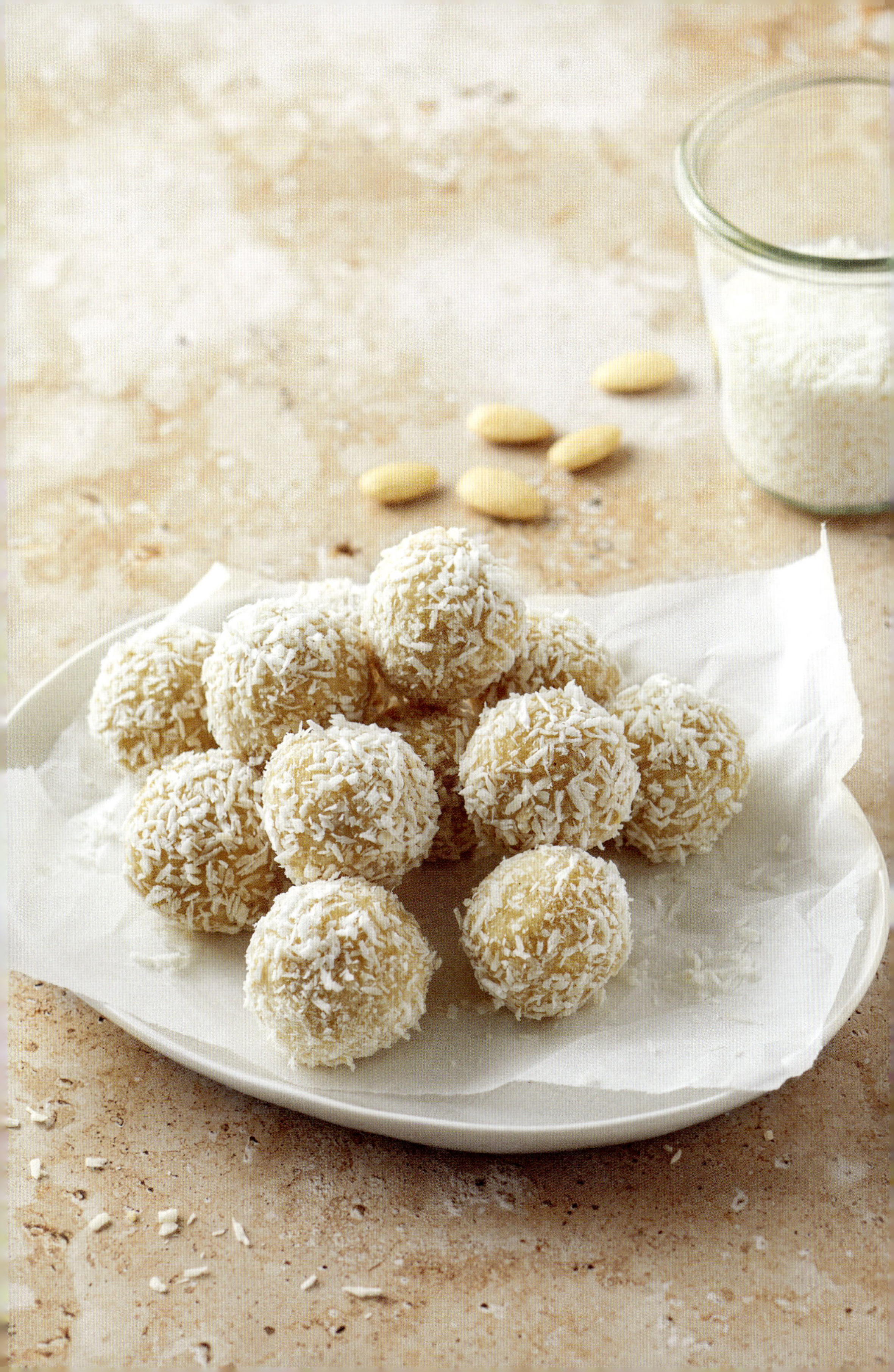

Wraps mit Gemüse

ZUTATEN FÜR 4 PERSONEN FÜR DEN PFANNKUCHENTEIG:

- 4 Eier
- 500 ml Milch (1,5 % Fett)
- 1 Prise Salz
- 200 g Dinkelmehl Type 630
- 200 g Dinkelvollkornmehl

FÜR DIE FÜLLUNG

- 400 g frischer Spinat oder Mangold
- 100 g Frischkäse (natur)
- 200 g Räucherlachs

- Bratöl

- Für den Teig die Eier mit der Milch verrühren und leicht salzen. Das Mehl unterheben und alles zu einem glatten Teig rühren. Bratöl erhitzen und den Teig portionsweise zu acht Pfannkuchen ausbacken.

- Für die Füllung Spinat oder Mangold waschen und putzen und in dünne Streifen schneiden. Wer mag kann das Blattgemüse vor dem Schneiden auch kurz blanchieren.

- Jeden Pfannkuchen mit Frischkäse bestreichen, eine Scheibe Lachs auflegen und mit reichlich Spinat/Mangold belegen. Jeden Pfannkuchen am unteren Rand ca. 3 Zentimeter nach oben klappen und rechts und links einklappen. Eng zu einem Wrap aufwickeln.

- **Tipp** Diese Pfannkuchen aus Dinkelmehl brechen nicht so schnell wie fertig zu kaufende Teige. Man kann diese Pfannkuchen gut einen Tag im Kühlschrank aufbewahren oder sie gar einfrieren. Beliebig gefüllt, lassen sie sich zur Brotzeit verzehren oder auf die Arbeit mitnehmen.

- **Info** Auch fertige Wraps mit unterschiedlichen Füllungen sind eine gute Möglichkeit, den Speiseplan zum Mitnehmen zu bereichern.

Couscoussalat

ZUTATEN FÜR 4 PERSONEN

- 250 g Couscous
- 2 kleine Zwiebeln
- 1 Salatgurke
- 1 Glas Tomaten in Öl (170 g Abtropfgewicht)
- ½ Bund frische Minze
- ½ Bund Petersilie
- Saft von 1 Zitrone
- Salz, Pfeffer

- Wasser gemäß Menge auf der Packungsanleitung des Couscous zum Kochen bringen. Couscous in eine Schüssel geben, mit dem kochendem Wasser überbrühen und 10 Minuten ziehen lassen.

- Zwiebeln abziehen und klein würfen. Gurke waschen, nach Bedarf schälen und in kleine Würfel schneiden. Tomaten abgießen, Öl auffangen und für den Couscous aufheben. Tomaten in feine Streifen schneiden. Kräuter waschen, trocken schütteln und fein hacken.

- Gemüse, abgetropftes Öl, Gurkenwürfel, Tomatenstreifen, Kräuter und Zitronensaft zum Couscous geben. Alles gut vermengen und mit Salz und Pfeffer würzen.

- **Tipp** Im Frühjahr schmeckt der Salat, saisonal angepasst, lecker mit frischem Spinat oder auch Mangold statt Minze und Petersilie.

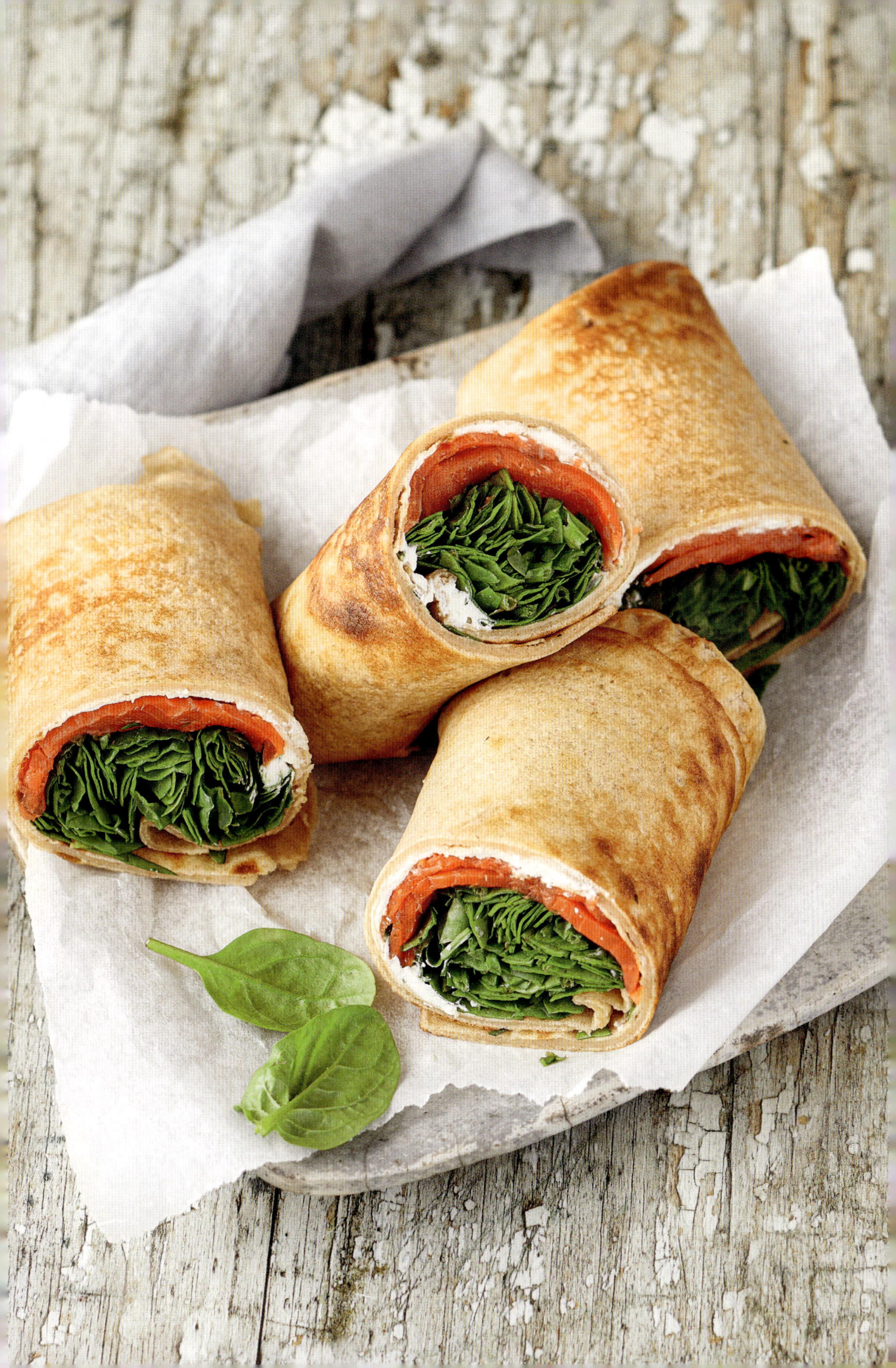

Toskanamuffins

ZUTATEN FÜR 12 STÜCK

- 85 g Tomaten in Öl (aus dem Glas)
- 1 kleine Zucchini (ca. 200 g)
- 250 g Dinkelvollkornmehl
- 1 ½ Päckchen Backpulver
- ½ TL Salz
- 4 Eier
- 200 g saure Sahne
- 50 ml Olivenöl
- 75 g Speckwürfel
- 150 g geriebener Parmesan

- Tomaten in ein Sieb geben und das Öl abtropfen lassen. Zucchini waschen, putzen und fein raspeln.

- Den Backofen vorheizen auf 180 °C (Umluft 160 °C, Gas Stufe 2-3). Muffinform mit Papierförmchen auskleiden.

- Mehl, Backpulver, Salz, Eier, saure Sahne und Öl zu einem Teig glatt rühren. Abgetropfte Tomaten fein hacken und mit Zucchiniraspeln, Speck und Käse unter den Teig rühren.

- Die Vertiefungen der Muffinform zu 2/3 ihrer Höhe mit Teig füllen. Die Muffins ca. 25 Minuten backen.

- **Tipp** Statt Zucchini ein anderes Gemüse in den Teig geben. Vegetarier ersetzen den Speck durch gehackte Pinienkerne.

- **Tipp** Frisch gebackene Muffins einfrieren und nach Bedarf abends für den nächsten Tag einzeln auftauen.

Bananenmuffins

ZUTATEN FÜR 12 STÜCK

- 100 g Datteln ohne Kerne
- 50 ml kochendes Wasser
- 125 g Butter
- 2 Bio-Eier
- 3 reife Bananen
- 200 g Dinkelvollkornmehl
- 1 Päckchen Backpulver
- 1 Päckchen Vanillepuddingpulver

- Den Backofen auf 200 °C (Umluft 180 °C, Gas Stufe 3-4) vorheizen. Muffinform mit Papierförmchen auskleiden.

- Datteln mit kochendem Wasser überbrühen und ca. 5 Minuten einweichen lassen. Mit einem Pürierstab zerkleinern.

- Butter und Eier schaumig rühren und unter die Dattelmasse heben. Bananen schälen, mit einer Gabel zerdrücken und ebenfalls unterrühren. Anschließend Mehl, Backpulver und Puddingpulver zum Teig geben und ebenfalls unterrühren.

- Die Vertiefungen der Muffinform zu 2/3 ihrer Höhe mit Teig füllen. Die Muffins ca. 20 Minuten backen.

- **Tipp** Der Teig lässt sich auch gut in eine Kastenform füllen und in ca. 50 Minuten zum Bananenkuchen backen. Den Bananenkuchen auskühlen lassen, in Scheiben schneiden und nach Bedarf portionsweise einfrieren.

Kichererbsensalat

ZUTATEN FÜR 4 PERSONEN

- 2 Dosen Kichererbsen (à 265 g Abtropfgewicht)
- 2 Bund glatte Petersilie
- 2 große Tomaten
- 2 Vespergurken oder kleine Salatgurken
- 1 Avocado
- Salz
- Pfeffer
- 1 Messerspitze gemahlener Kreuzkümmel
- Saft von 1 Zitrone
- 4 EL Olivenöl

- Kichererbsen in einem Sieb abtropfen lassen und anschließend in eine Schüssel geben.

- Petersilie waschen, trocken schütteln und fein hacken. Tomaten und Gurken waschen, die Gurken nach Bedarf schälen und alles klein schneiden. Avocado schälen, Kern entfernen und das Fruchtfleisch klein würfeln.

- Petersilie und Gemüse unter die Kichererbsen mischen. Mit Salz, Pfeffer, Kreuzkümmel, Zitronensaft und Öl würzen.

- **Tipp** Die angegebenen Mengen reichen für vier Personen als Vorspeise oder für zwei Personen als Hauptgericht.

- **Info** Avocados enthalten mit 15 Prozent relativ viel Fett, allerdings gesunde pflanzliche Fette aus einfach und mehrfach ungesättigten Fettsäuren. Zudem die fettlöslichen Vitamine A und E.

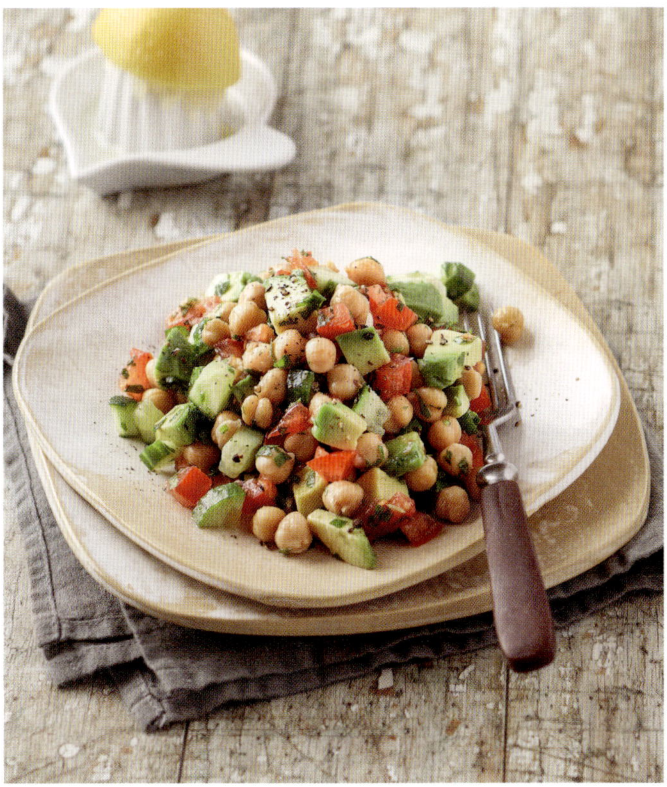

Kürbissuppe mit Ingwer

ZUTATEN FÜR 4 PERSONEN

- 1 Hokkaido (ca. 700 g)
- 1 Zwiebel
- 1 EL Rapsöl
- 500 ml Gemüsebrühe
- 1 cm Ingwer
- 1 TL Currypulver
- Salz
- 4 EL Kürbiskernöl

- Kürbis waschen, entkernen und klein schneiden. Zwiebel abziehen und fein würfeln. Rapsöl in einem Topf erhitzen und Kürbis und Zwiebel darin anbraten. Mit Gemüsebrühe ablöschen, sodass alles gerade bedeckt ist. Köcheln lassen, bis der Kürbis weich ist; das dauert etwa 15 Minuten.

- Topfinhalt mit einem Pürierstab pürieren. Ingwer mit einer feinen Reibe darüber geben. Die Suppe mit Currypulver und Salz würzen. Etwas Kürbiskernöl einrühren und den Rest darüber träufeln.

- **Tipp** Bei der Zubereitung gerne die Schale am Kürbis belassen, sie ist recht dünn und wird beim Kochen weich.

- **Tipp** Zu diesem Immunbooster für Herbst und Winter schmecken in Butter geröstete Würfel aus altem Vollkornbrot.

Blumenkohlsuppe

ZUTATEN FÜR 4 PERSONEN

- ein kleines Stück Ingwer
- 1 Knoblauchzehe
- 1 kleiner Blumenkohl
- 1 Stange Lauch
- 2 große Kartoffeln
- 2 EL Rapsöl
- 500 ml Gemüsebrühe
- Salz, Pfeffer
- 100 g Schlagsahne

- Ingwer waschen, Knoblauch abziehen und beides klein hacken. Blumenkohl in Röschen schneiden und in einem Sieb unter fließendem kaltem Wasser waschen. Lauch der Länge nach bis zur Mitte einschneiden, waschen und in dünne Scheiben schneiden. Kartoffeln schälen und klein würfeln.

- Öl in einem großen Topf erhitzen und Lauch, Ingwer und Knoblauch darin andünsten. Kartoffeln dazugeben und kurz mitdünsten. Mit so viel Gemüsebrühe ablöschen, bis alles bedeckt ist. Weiter köcheln lassen und nach ca. 5 Minuten den Blumenkohl hinzugeben. Erneut Gemüsebrühe aufgießen, bis alles wieder bedeckt ist. Mit Salz und Pfeffer würzen. Aufkochen, Hitzezufuhr etwas reduzieren, Deckel auflegen und die Suppe in ca. 15 Minuten gar kochen.

- Die Suppe mit einem Pürierstab pürieren. Mit Schlagsahne abschmecken. Nochmals kurz aufkochen lassen.

- **Tipp** Diese Suppe ist nicht nur in der kalten Jahreszeit ein toller Seelenwärmer.

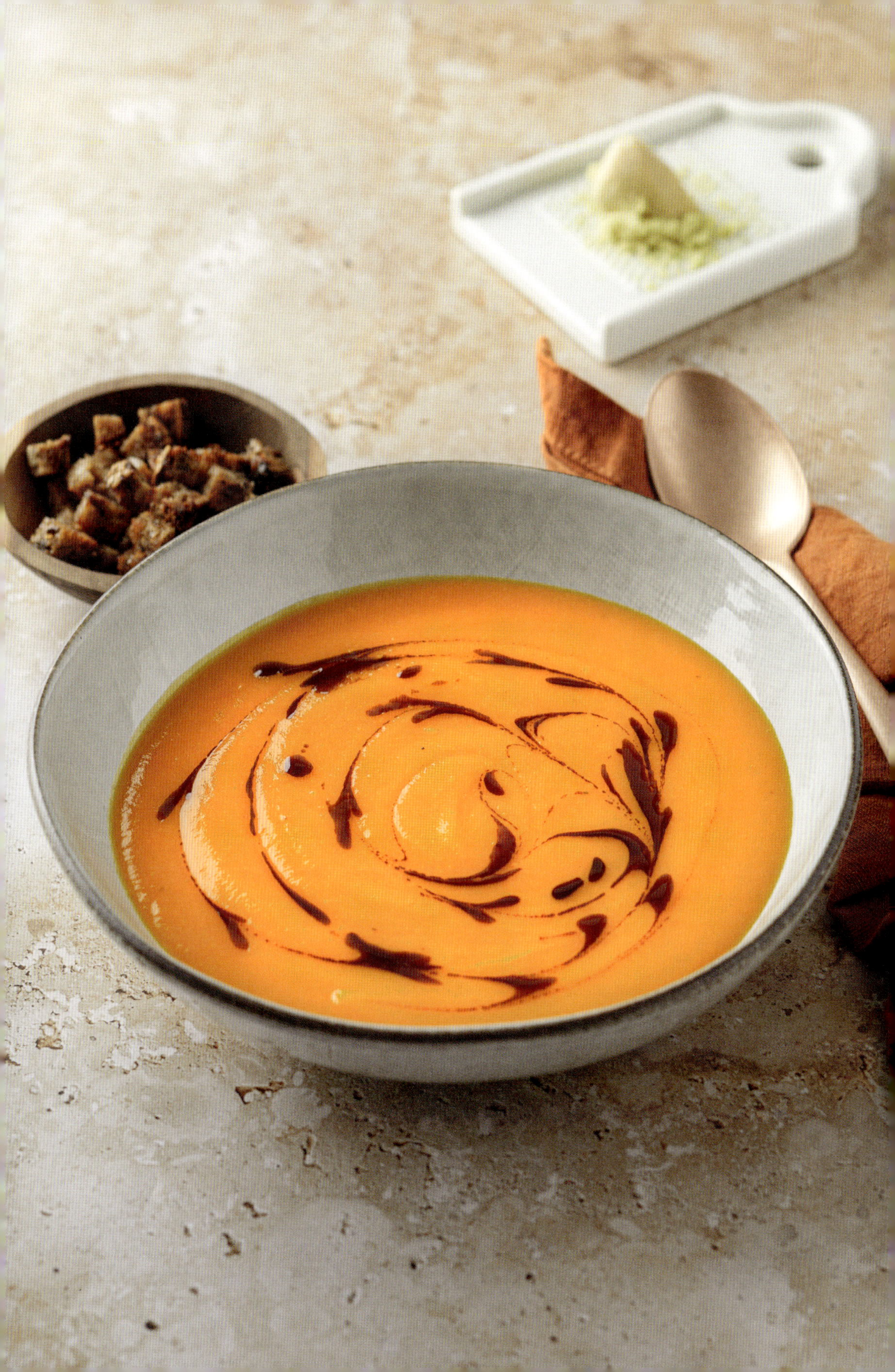

Lachs aus dem Ofen mit Blumenkohl

ZUTATEN FÜR 4 PERSONEN

- 4 Lachsfilets (à ca. 180 g)
- 1 Blumenkohl
- 4 EL Olivenöl
- Salz
- 1 Zwiebel
- 2 EL Bratöl
- Pfeffer
- 200 g Sahne
- ½ TL Thymian
- Saft von ½ Zitrone
- 1 TL Currypulver
- 1 Bund glatte Petersilie

- Tiefgekühlten Lachs rechtzeitig auftauen. Den Backofen auf 200 °C (Umluft 180 °C, Gas Stufe 3-4) vorheizen.

- Blumenkohl in kleine Röschen teilen und waschen. In Olivenöl und Salz marinieren, auf ein Backblech geben und ca. 20 Minuten im Backofen rösten.

- Zwiebel abziehen und in kleine Würfel schneiden. Bratöl in einer Pfanne erhitzen und die Zwiebelwürfel darin anschwitzen. Lachsfilets dazugeben und ca. 3 Minuten von jeder Seite anbraten. Mit Salz und Pfeffer würzen. Die Hitzezufuhr reduzieren, den Pfanneninhalt mit Sahne ablöschen und mit Thymian würzen. Den Lachs je nach Dicke der Filets in 5 bis 10 Minuten gar ziehen lassen. Mit Zitronensaft und Currypulver würzen.

- Zwischenzeitlich Petersilie waschen, trocken schütteln, fein hacken und über den Blumenkohl streuen. Alles zusammen anrichten.

- **Tipp** Statt Blumenkohl kann man auch Brokkoli wählen.

Vegetarisches Chili

ZUTATEN FÜR 4 PERSONEN

- 1 Zwiebel
- 1 rote Paprikaschote
- 1 Dose Mais (285 g Abtropfgewicht)
- 1 Dose Kidneybohnen (265 g Abtropfgewicht)
- 1 EL Olivenöl
- 1 TL gemahlener Kreuzkümmel
- 300 g stückige Tomaten (Dose)
- ca. 50 ml Wasser
- Salz, Pfeffer
- 1 getrocknete Chilischote oder Chilipulver nach Geschmack

- Zwiebel abziehen, halbieren und in feine Würfel schneiden. Paprikaschote waschen, halbieren, putzen und das Fruchtfleisch fein würfeln. Mais und Bohnen getrennt voneinander über einem Sieb abgießen.

- Das Öl in einem Topf erhitzen und die Zwiebelwürfel darin andünsten. Paprikawürfel und Mais dazugeben und mitdünsten. Mit Kreuzkümmel würzen. Kidneybohnen und Tomaten einrühren. Etwas Wasser zugeben und alles zusammen ca. 15 Minuten köcheln lassen. Mit Salz und Pfeffer abschmecken. Nach Gusto mit Chili würzen.

- **Tipp** Dieses Gericht lässt sich auch als kalte Mahlzeit ins Büro mitnehmen. Ebenso eignet es sich zur Resteverwertung von anderem Gemüse. Oder einfach die doppelte Menge kochen und einfrieren.

- **Info** Kreuzkümmel wird nicht nur eine blutdrucksenkende Wirkung nachgesagt, sondern boostert auch die Fettverbrennung und hilft somit beim Abnehmen.

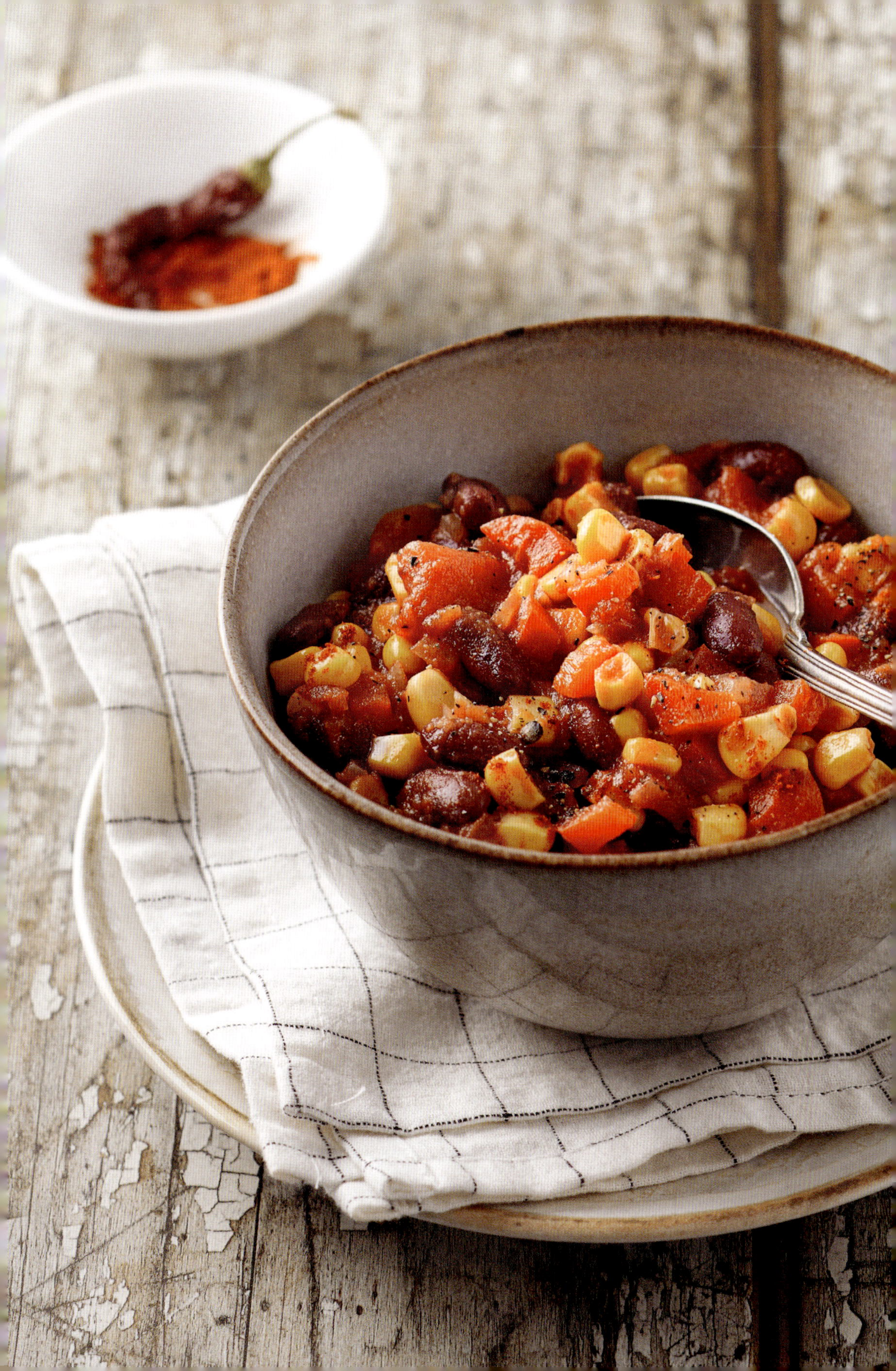

Wurzelgemüse aus dem Ofen

ZUTATEN FÜR 4 PERSONEN

- 8 mittelgroße Kartoffeln
- 4 mittelgroße Karotten
- 2 Rote Bete
- 2 mittelgroße Pastinaken
- 1 Steckrübe
- ca. 10 EL Olivenöl
- Salz

- Den Backofen vorheizen auf 200 °C (Umluft 180 °C, Gas Stufe 3-4).

- Kartoffeln und Gemüse waschen, putzen, schälen und in mundgerechte Stücke schneiden. Alles in eine Auflaufform geben und das Öl untermischen. Mit Salz würzen.

- Die Auflaufform in den Backofen stellen und das Gemüse ca. 20 Minuten im eigenen Saft garen lassen.

- **Tipp** Dazu passt ein Kräuterquark, am besten mit frischen Kräutern. Dieses Gericht ist ein klassisches Wintergericht, da Rote Bete, Steckrübe und Pastinake im Winter Saison haben. Es ist schnell gemacht: Einfach kurz schnippeln – und der Backofen macht den Rest.

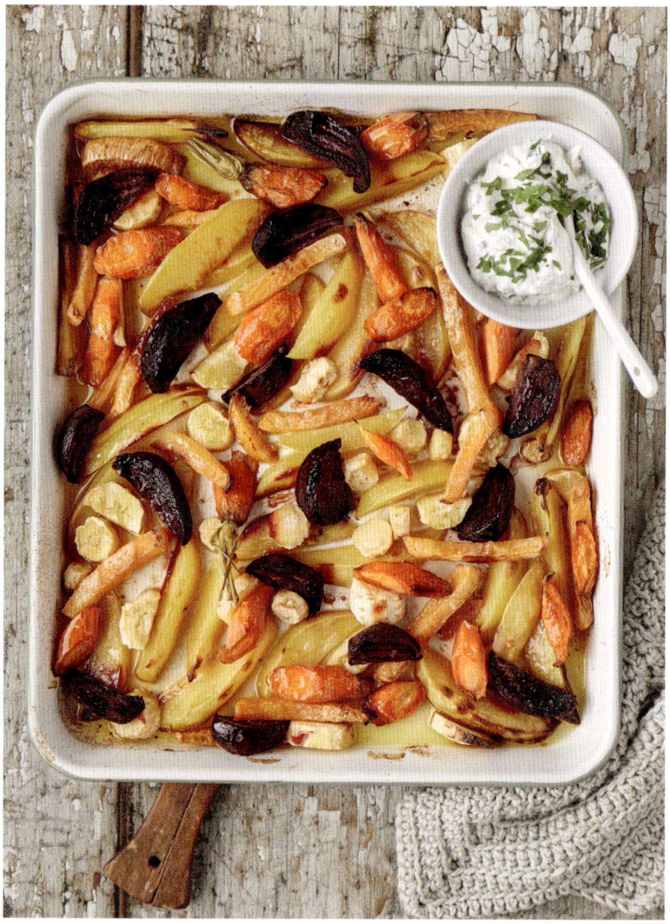

Gefüllte Auberginen mit roten Linsen

ZUTATEN FÜR 4 PERSONEN

- 2 Auberginen
- Salz
- 100 g rote Linsen
- 200 ml Gemüsebrühe
- 200 g Feta oder Weißkäse in Salzlake
- Pfeffer
- 1 Prise Kardamompulver

ZUM BESTREUEN

- 50 g gehobelte Mandeln
- eine Handvoll Granatapfelkerne

- Auberginen waschen, halbieren und kreuz und quer einritzen. Mit Salz bestreuen und für etwa 30 Minuten Saft ziehen lassen.

- Linsen in der Gemüsebrühe aufkochen. Die Hitzezufuhr reduzieren und die Linsen ca. 15 Minuten bei schwacher Hitze köcheln lassen, bis sie weich sind. Zur Seite stellen.

- Das Salz von den Auberginen abwaschen. Das Fruchtfleisch mit einem Esslöffel vorsichtig aus der Schale kratzen. Auberginenschalen in eine Auflaufform geben. Den Backofen auf 200 °C (Umluft 180 °C, Gas Stufe 3-4) vorheizen. Das Fruchtfleisch der Auberginen klein schneiden. Käse würfeln. Beides mit den Linsen vermischen und mit Pfeffer und Kardamom würzen. Füllung in den Schalen verteilen. Die Form in den Backofen stellen und das Gericht ca. 25 Minuten backen. Vor dem Servieren mit Mandeln und Granatapfelkernen bestreuen.

- **Tipp** Granatapfelkerne gewinnst du, indem du eine frische Frucht viertelst und über einem Sieb ausklopfst.

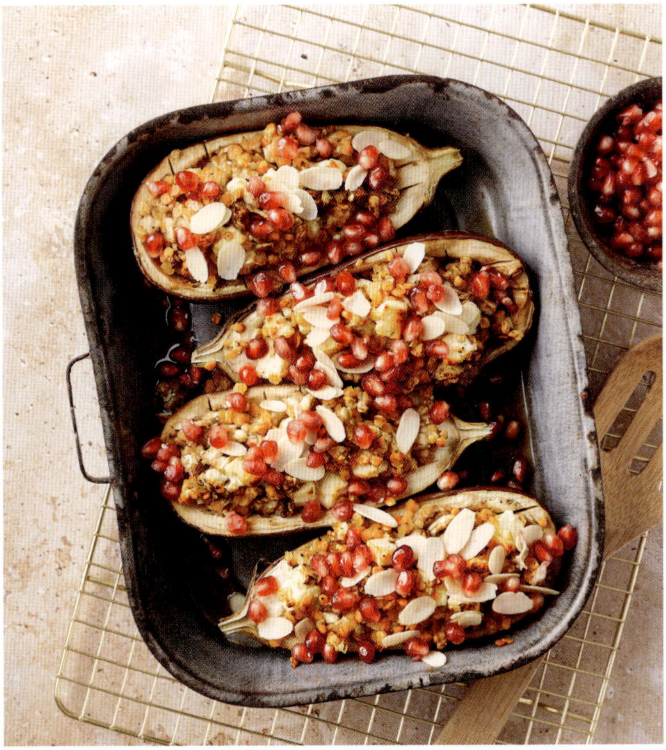

Linsen-Kartoffel-Curry

ZUTATEN FÜR 4 PERSONEN

- 1 Zwiebel
- 650 g Kartoffeln
- 1 EL Rapsöl
- 500 ml Gemüsebrühe
- 200 g rote Linsen
- ½ TL gemahlener Kreuzkümmel
- ½ TL gemahlene Kurkuma
- ½ TL Currypulver
- Salz

- Zwiebel abziehen und fein würfeln. Kartoffeln waschen, schälen und in ca. 2 Zentimeter große Würfel schneiden.

- Öl erhitzen und die Zwiebeln darin kurz anschwitzen. Kartoffelwürfel zugeben. Mit der Gemüsebrühe zunächst ablöschen und dann weitere Brühe zugießen, bis alles bedeckt ist. Aufkochen lassen, die Hitzezufuhr reduzieren und die Kartoffeln ca. 2 Minuten köcheln lassen. Die Linsen zugeben und alles zusammen ca. 15 Minuten mitgaren.

- Abschließend mit Kreuzkümmel, Kurkuma, Currypulver und Salz würzen.

- **Info** Da rote Linsen bereits geschält in den Handel kommen, müssen sie nicht eingeweicht werden. Sie garen recht schnell, wenn sie erst nach dem Garen gesalzen oder gewürzt werden.

- **Tipp** Am besten vorwiegend festkochende Kartoffeln verwenden, die zerfallen nicht beim Kochen und sind nach dem Garen angenehm bissfest.

Ratatouille mit Shrimps

ZUTATEN FÜR 4 PERSONEN

- 500 g tiefgekühlte Garnelen (Shrimps)
- 1 Aubergine
- Salz
- 4 kleine Zucchini (à ca. 150 g)
- 250 g Cocktailtomaten
- 2 rote Zwiebeln
- Olivenöl
- 1 EL Oregano
- 1 EL Rosmarin

- Garnelen auftauen. Aubergine waschen, putzen, würfeln, salzen und für etwa 30 Minuten Saft ziehen lassen. Zucchini waschen, putzen und klein schneiden. Tomaten waschen und halbieren. Zwiebeln abziehen und in Streifen schneiden. Auberginenwürfel in ein Sieb geben und das Salz unter fließendem Wasser abwaschen.

- Olivenöl in einer Pfanne erhitzen und die Zwiebel darin glasig schwitzen. Aubergine dazugeben und ca. 5 Minuten anbraten. Zucchini und Tomaten zufügen und in ca. 5 Minuten weich garen. Mit Oregano und Rosmarin würzen.

- Erneut etwas Olivenöl in die Pfanne geben und die Garnelen darin etwa 4 Minuten braten, bis sie Farbe angenommen haben. Garnelen auf dem Gemüse anrichten.

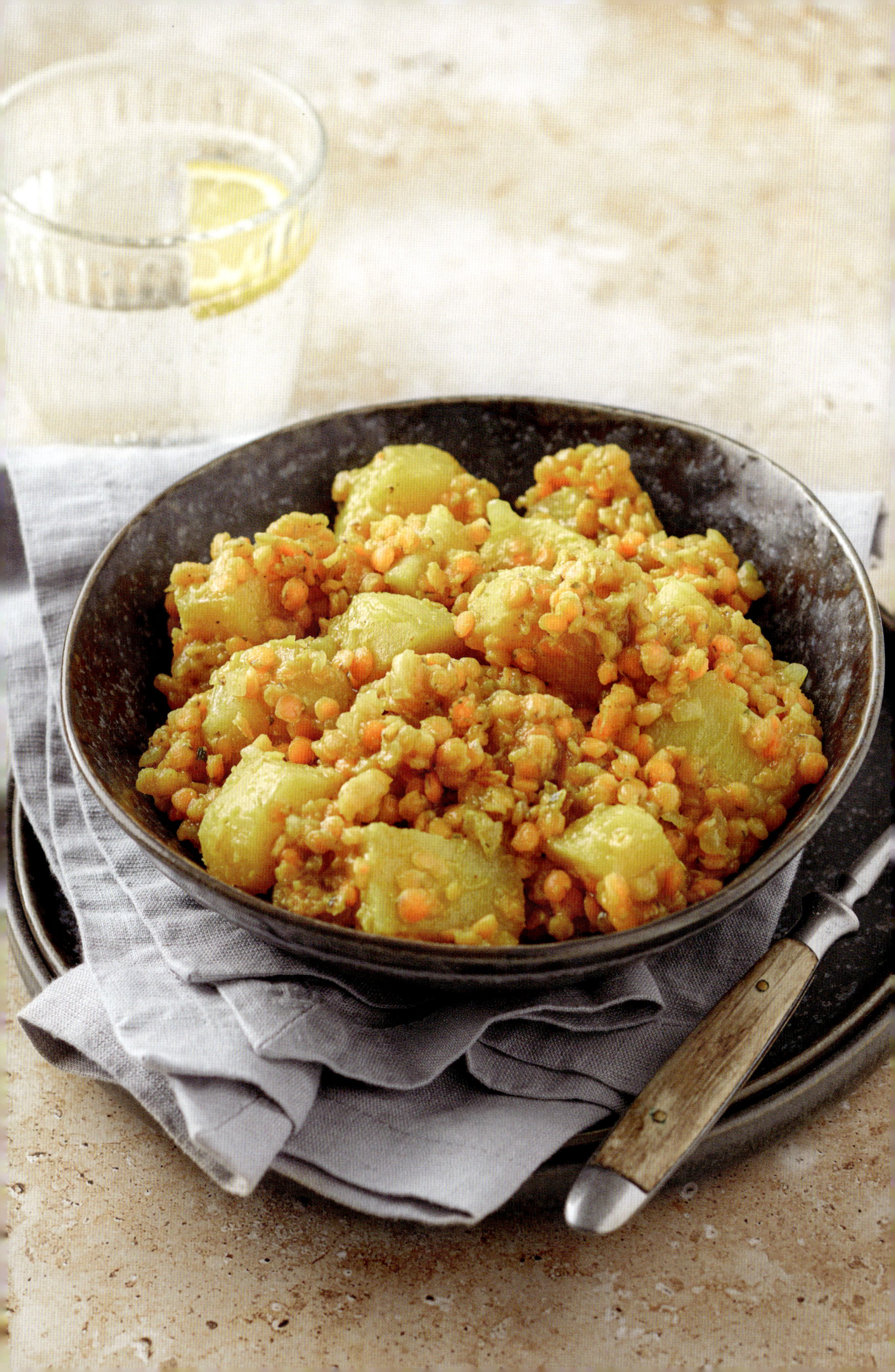

Zucchini-Feta-Pfanne

ZUTATEN FÜR 4 PERSONEN

- 100 g Sonnenblumenkerne
- 4 kleine Zucchini (à ca. 150 g)
- 4 EL Olivenöl
- Salz, Pfeffer
- Saft von ½ Zitrone
- 300 g Feta

- Sonnenblumenkerne in eine Pfanne ohne Öl geben und unter gelegentlichem Umrühren rösten, bis sie Aroma entwickeln. Geröstete Kerne aus der Pfanne nehmen.

- Zucchini waschen, putzen, längs halbieren und in Scheiben schneiden. Öl in einer Pfanne erhitzen und die Zucchinischeiben darin 5 Minuten braten. Mit Salz und Pfeffer würzen und mit Zitronensaft beträufeln.

- Käse in kleine Würfel schneiden und in die Pfanne geben. Mit den gerösteten Sonnenblumenkernen garnieren.

- **Info** Ein leichtes und schnelles Sommergericht. Ob du dafür auf einen originalen Feta-Käse aus Griechenland zurückgreifst, der aus Schaf- und Ziegenmilch hergestellt wird, oder einen ähnlichen Weißkäse in Salzlake aus Kuhmilch beim Einkaufen wählst, ist Geschmacksache.

Süßkartoffelpfanne

ZUTATEN FÜR 4 PERSONEN

- 800 g Süßkartoffeln
- 2 Zwiebeln
- 6 EL Olivenöl
- 400 g Cocktailtomaten
- 200 g Babyspinat
- Salz, Pfeffer
- edelsüßes Paprikapulver

- Süßkartoffeln schälen und in ca. 2 Zentimeter große Würfel schneiden. Zwiebeln abziehen und in Streifen schneiden.

- Öl in einer Pfanne erhitzen und die Zwiebel darin anschwitzen. Herausnehmen und beiseitestellen. Süßkartoffelwürfel in die Pfanne geben und ca. 5 Minuten braten.

- Zwischenzeitlich Tomaten waschen und halbieren. Spinat waschen und nach Bedarf in kleinere Stücke zupfen.

- Tomaten zu den Süßkartoffeln geben und für 1 Minute mitbraten. Spinat zugeben und untermischen. Mit Salz, Pfeffer und Paprikapulver würzen.

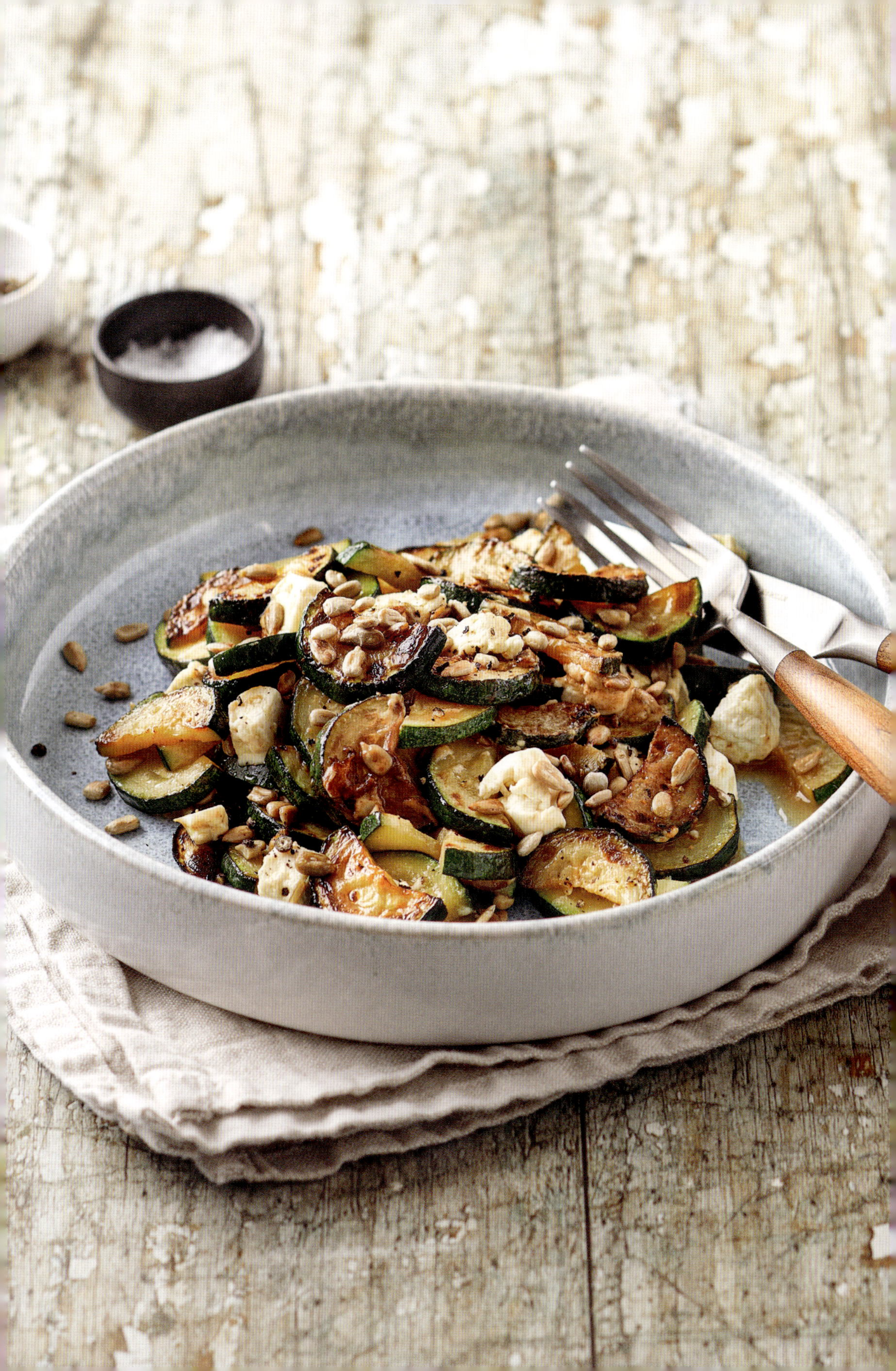

Spinatknödel

ZUTATEN FÜR 4 PERSONEN

- 500 g Spinat (TK oder frisch)
- Salz
- 100 ml Milch (1,5 % Fett)
- 2 Eier
- 100 g Emmentaler
- 250 g Brot- oder Brötchenwürfel, am besten aus Vollkorn
- 80 g Mehl (oder Vollkornsemmelbrösel)
- Salz, Pfeffer
- Muskatnuss

- Frischen Spinat verlesen und blanchieren. Dazu Wasser mit etwas Salz aufkochen, den Spinat einlegen, und 2 bis 3 Minuten kochen, bis er zusammenfällt. Spinat abgießen, in eiskaltem Wasser abschrecken und in einem Sieb abtropfen lassen. Oder tiefgekühlten Spinat in der Mikrowelle auftauen.

- Milch, Eier und Käse miteinander vermengen und die Brotwürfel unterrühren. Spinat ausdrücken und unter die Knödelmasse mischen. Mit Mehl oder Semmelbröseln zu einem geschmeidigen Teig verarbeiten.

- Salzwasser in einem großen Topf aufkochen. Mit einem Esslöffel Nocken aus dem Knödelteig stechen. Die Nocken in das leicht kochende Salzwasser legen und ca. 6 Minuten ziehen lassen, bis sie an die Oberfläche steigen.

- **Tipp** Spinatknödel sind ideal zur Verwertung von Brot- und Brötchenresten. Einfach übrig gebliebenes Brot in sehr kleine Würfel schneiden, einfrieren und rechtzeitig wieder auftauen lassen. Zu den Spinatknödel schmeckt Tomatensauce oder gedünstetes Gemüse mit viel frischem Parmesan.

Spitzpaprika mit Hackfüllung und Tomaten-Gurken-Salat

ZUTATEN FÜR 4 PERSONEN

- 4 rote Spitzpaprika
- 500 g Hackfleisch
- Salz, Pfeffer

FÜR DEN SALAT

- 200 g Cocktailtomaten
- 1 Salatgurke
- 200 g Feta oder Weißkäse in Salzlake
- 4 EL Olivenöl
- Saft von 1 Zitrone
- 1 Bund Petersilie

- Den Backofen vorheizen auf 200 °C (Umluft 180 °C, Gas Stufe 3-4). Eine Auflaufform bereitstellen.

- Paprikaschoten waschen, längs halbieren und Kerne und Trennwände entfernen. Hackfleisch salzen, pfeffern und in die Paprikahälften füllen. Die gefüllten Schoten in die Auflaufform legen und im Backofen für ca. 20 Minuten backen.

- Für den Salat Tomaten waschen und halbieren. Gurke waschen, schälen und klein würfeln. Käse zerkleinern. Die drei Zutaten vermischen und mit Öl, Zitronensaft, Salz und Pfeffer würzen. Petersilie waschen, fein hacken und über den Salat streuen. Die gefüllten Paprikaschoten dazu essen.

Vegetarischer Sauerkrautauflauf

ZUTATEN FÜR 4 PERSONEN

- 400 g festkochende Kartoffeln
- Salz
- 2 Zwiebeln
- 2 Knoblauchzehen
- 400 g Tomaten
- 1 Apfel
- 2 EL Rapsöl
- 150 g Sauerkraut (Dose oder Beutel)
- Salz, Pfeffer
- Muskatnuss

- Öl für die Form

- Kartoffeln schälen, mit kaltem Wasser mit Salz aufsetzen, aufkochen und ca. 20 Minuten als Salzkartoffeln kochen. Leicht abkühlen lassen und in Scheiben schneiden.

- Den Backofen auf 200 °C (Umluft 180 °C, Gas Stufe 3-4) vorheizen. Eine Auflaufform mit etwas Öl einfetten.

- Zwiebeln und Knoblauch abziehen und fein würfeln. Tomaten putzen, eine Tomate in Würfel schneiden, den Rest in Scheiben. Apfel waschen, putzen und ungeschält fein reiben.

- Öl in einem Topf erhitzen und Zwiebeln und Knoblauch darin glasig dünsten. Sauerkraut, geriebenen Apfel und Tomatenwürfel dazugeben und kurz mitdünsten. Mit Salz, Pfeffer und Muskatnuss würzen.

- Die Hälfte der Sauerkrautmischung in die Auflaufform geben, die Hälfte der Kartoffelscheiben darauf fächerförmig verteilen. Tomatenscheiben auflegen. Restliches Sauerkraut und restliche Kartoffelscheiben darüber geben.

- Die Form in den heißen Backofen stellen und den Auflauf ca. 25 Minuten backen.

- **Info** Dieses Gericht ist sehr sättigend bei wenigen Kalorien.

Grillgemüse

ZUTATEN FÜR 4 PERSONEN

- 1 rote Paprikaschote
- 1 gelbe Paprikaschote
- 4 große Tomaten
- 200 g Champignons
- 250 g Zucchini

FÜR DIE MARINADE

- 1 Knoblauchzehe
- 1 Zweig Oregano
- 1 Zweig Thymian
- Salz
- Pfeffer
- 8 EL Olivenöl

- Paprikaschoten waschen, entkernen und in breite Streifen schneiden. Tomaten waschen und quer zum Ansatz halbieren. Champignons putzen und je nach Größe halbieren oder vierteln. Zucchini waschen und längs in dünne Streifen schneiden.

- Für die Marinade Knoblauch abziehen und fein hacken. Kräuter nach Bedarf waschen und die Blättchen von den Zweigen abtrennen. Alle Gewürze mit dem Olivenöl vermischen.

- Gemüse mit der Marinade bepinseln und ein paar Minuten ziehen lassen. Je nach Grillart und Hitze grillen.

- **Tipp** Das Gemüse mit der Marinade lässt sich gut vorbereiten. Wer mag, legt das Gemüse zum Grillen in feuerfeste Grillschalen, damit es bei direkter Hitze nicht verbrennt.

- **Tipp** Das Rezept kannst du beliebig variieren. Kirschtomaten lassen sich gut im Ganzen grillen, und auch Auberginen und Zwiebeln schmecken lecker vom Grill.

Melonen-Feta-Salat

ZUTATEN FÜR 4 PERSONEN

- ½ mittelgroße Wassermelone
- 200 g Feta oder Weißkäse in Salzlake
- 1 Salatgurke
- Salz, Pfeffer
- Saft von 1 Zitrone
- 6 EL Olivenöl
- 1 Bund frische Minze

- Wassermelone in Spalten schneiden, Schale entfernen und das Fruchtfleisch in mundgerechte Stücke schneiden. Käse würfeln. Gurke waschen, schälen und in Würfel schneiden.

- Wassermelone, Käse und Gurke miteinander vermischen. Mit Salz, Pfeffer, Zitronensaft und Öl würzen.

- Minze waschen, putzen und grob hacken. Die Minze unter den Salat mischen.

- **Info** Der Sommerhit zum Grillen oder einfach so.

- **Tipp** Wenn du magst, kannst du die Minze auch durch Basilikum und die Gurke durch Zwiebel ersetzen.

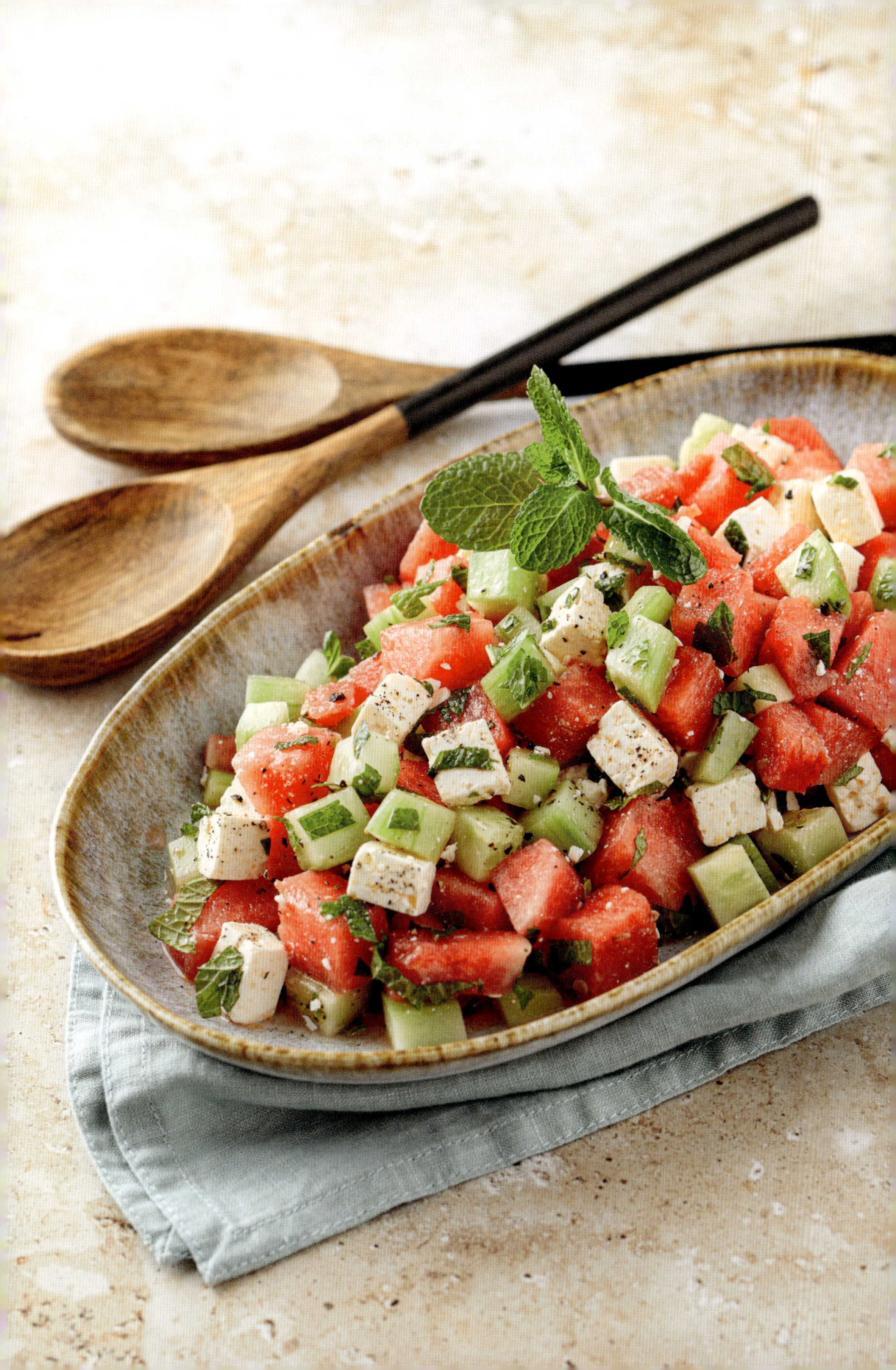

Rührei mit Spinat und Tomaten

ZUTATEN FÜR 1 PERSON

- 30 g Sonnenblumenkerne
- 10 Cocktailtomaten
- 1 Handvoll frischer Spinat
- 2–3 Eier
- 50 ml Milch (1,5 % Fett)
- 1 EL Olivenöl
- Salz, Pfeffer

- Sonnenblumenkerne in eine Pfanne ohne Öl geben und unter gelegentlichem Umrühren rösten, bis sie Aroma entwickeln. Geröstete Kerne aus der Pfanne nehmen und beiseitestellen.

- Tomaten waschen und halbieren. Spinat waschen und nach Bedarf klein zupfen. Eier in eine kleine Schüssel aufschlagen und mit Milch verrühren.

- Öl in einer Pfanne erhitzen und die Ei-Milch-Mischung darin zu einem Rührei braten. Kurz bevor es fertig ist, Tomaten und Spinat dazugeben und untermischen.

- Die gerösteten Sonnenblumenkerne über das Rührei streuen. Mit Salz und Pfeffer würzen.

Pesto

ZUTATEN FÜR 1 GLAS Á 250 ML INHALT

- 100 g Basilikum, alternativ Blattgrün von Gemüse
- 50 g grob geriebener Parmesan
- 50 g gemahlene Nüsse z.B. Mandeln
- 50 ml Olivenöl
- Salz

- Die Blätter gut waschen und etwas klein hacken. Blattgrün, Parmesan, Nüsse und Olivenöl in einen Blitzhacker oder mit einem Pürierstab fein pürieren. Mit Salz würzen.

- **Tipp** Es muss nicht immer Basilikum sein. Auch mit anderem »Grünzeug«, etwa den zarten Blättern von Radieschen, Karotten oder Sellerie, lässt sich ein feines Pesto zubereiten. Wer mag, würzt das Ganze auch mit frischem Knoblauch. Statt Mandeln können auch geröstete Pinienkerne verwendet werden. Gut mit Öl bedeckt, hält sich Pesto im geschlossenen Schraubglas einige Tage im Kühlschrank. Pesto passt gut zu Vollkornnudeln oder Käse auf Vollkornbrot.

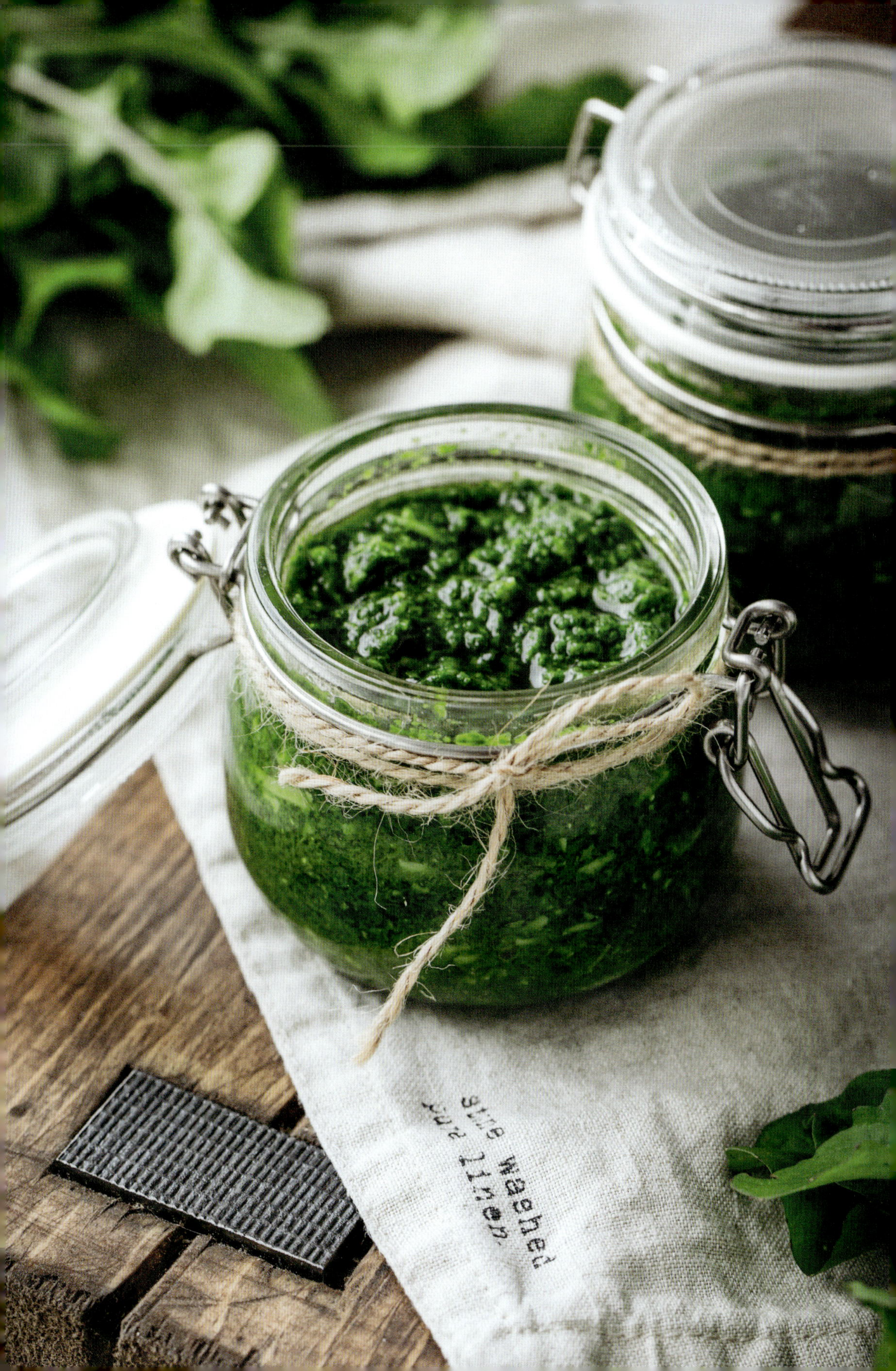
washed
linen.

Rote-Linsen-Aufstrich

ZUTATEN FÜR 150 G BROTAUFSTRICH

- 100 g rote Linsen
- 200 ml Gemüsebrühe
- 1 kleine Karotte
- 1 cm Ingwer
- 2 EL Olivenöl
- Saft von ½ Zitrone
- Salz
- ½ TL Currypulver

- Rote Linsen mit der Gemüsebrühe in einen Topf geben. Karotte waschen, schälen, in kleine Würfel schneiden und zu den Linsen geben. Aufkochen, die Hitzezufuhr reduzieren und alles in ca. 15 Minuten garköcheln.

- Ingwer fein würfeln und dazugeben. Olivenöl und Zitronensaft einrühren und mit Salz und Currypulver würzen.

- Nach Bedarf mit einem Pürierstab pürieren, um einen feinen Aufstrich zu bekommen.

- **Tipp** Brotzeit mal anders. Ein Vollkornbrot mit diesem Linsenaufstrich stellt eine hervorragende Eiweißquelle dar und hält dich lange satt.

Gemüsesticks mit Hummus

ZUTATEN FÜR 4 PERSONEN ALS BEILAGE

FÜR DEN HUMMUS

- 1 Dose Kichererbsen (265 g Abtropfgewicht)
- 1 Knoblauchzehe
- 2 EL Tahini (Sesampaste)
- Saft von ½ Zitrone
- 5 EL Olivenöl
- Salz
- gemahlener Kreuzkümmel
- edelsüßes Paprikapulver

FÜR DIE GEMÜSESTICKS

- 1 Gurke
- 4 Karotten
- 1 rote Paprikaschote
- 1 gelbe Paprikaschote

- Kichererbsen abtropfen und dabei etwas Saft auffangen. Knoblauch abziehen und grob schneiden.

- Kichererbsen, Knoblauch, Sesampaste, Zitronensaft und Öl in einer Schüssel miteinander vermischen und mit Salz, Kreuzkümmel und Paprikapulver würzen. Alles mit einem Pürierstab pürieren, bis eine cremige Konsistenz entsteht. Bei Bedarf etwas von dem aufgefangenen Kichererbsenwasser hinzugeben.

- Gemüse waschen, Gurke und Karotten schälen, Paprikaschoten putzen. Gemüse erst längs in Streifen und dann in längliche Stifte schneiden.

- Das Kichererbsenpüree zu den Gemüsesticks essen.

- **Tipp** Ideal, um als Fingerfood verzehrt zu werden. Einfach die Gemüsestifte in das Püree tauchen und genießen – ob zuhause oder unterwegs.

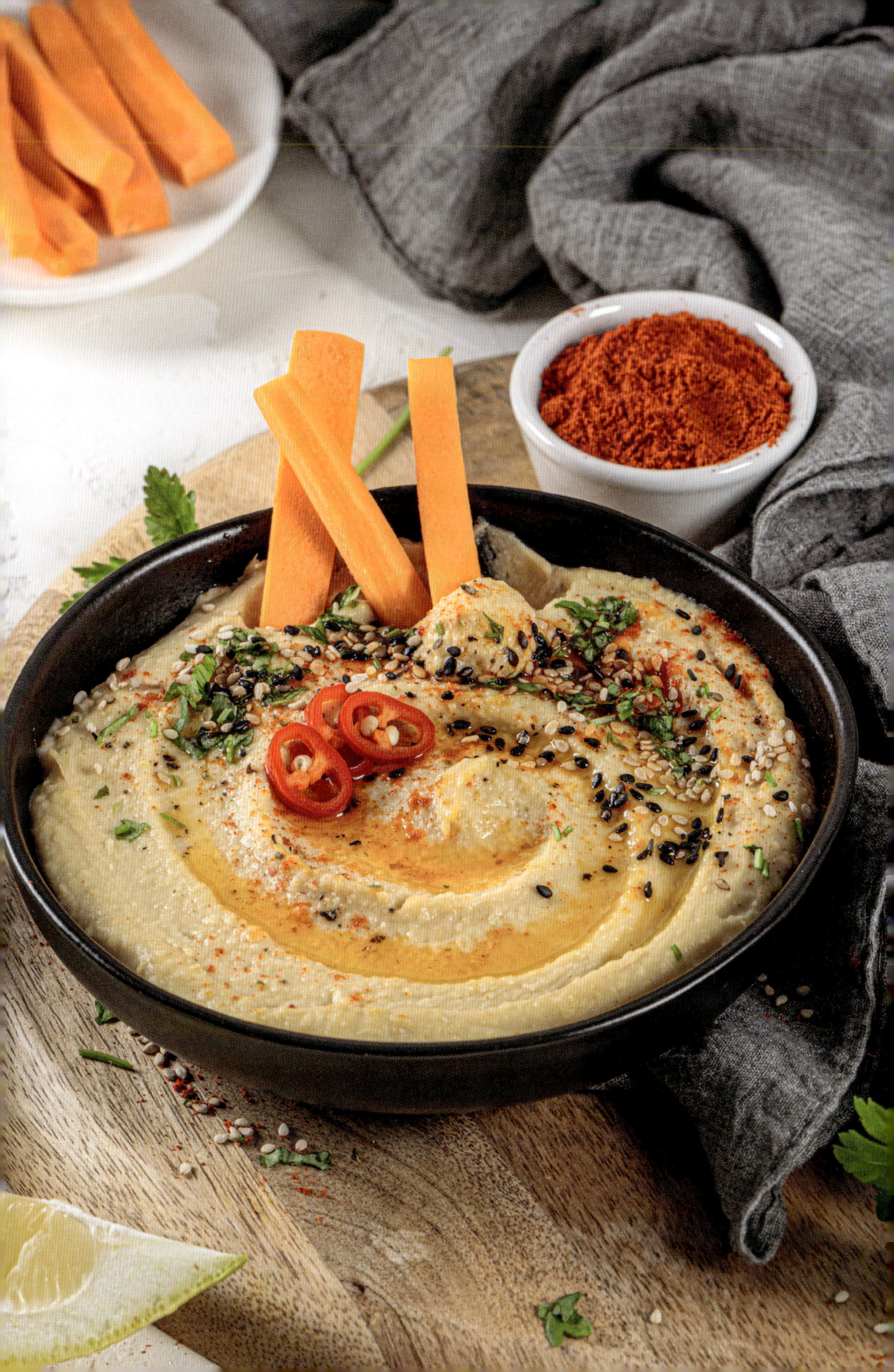

Marillenknödel

ZUTATEN FÜR 12 STÜCK

- 500 g Magerquark
- 140 g Dinkelmehl (Type 630)
- 80 g Dinkelgrieß
- 1 Prise Salz
- 12 Marillen (Aprikosen)
- 100 g Vollkornsemmelbrösel
- 20 g Zucker

- Quark, Mehl, Grieß und Salz vermengen. Den Teig mindestens 30 Minuten im Kühlschrank zugedeckt ruhen lassen.

- Marillen waschen und entkernen. Den Teig zu einer Rolle formen und 12 gleich große Stücke abschneiden. Jedes Teigstück zunächst zu einer Kugel formen, dann flach drücken, eine Marille in die Mitte auflegen, den Teig um die Frucht legen und zu einem Knödel formen.

- Wasser in einem großen Topf aufkochen. Die Knödel einlegen und im leicht kochendem Wasser ziehen lassen, bis sie an der Oberfläche schwimmen.

- Zwischenzeitlich Semmelbrösel und Zucker ohne Fett in einer beschichteten Pfanne rösten. Die Knödel aus dem Wasser heben, abtropfen lassen und in den Semmelbröseln wälzen.

Joghurtwaffeln mit Datteln

ZUTATEN FÜR 4 PERSONEN

- 40 g Datteln ohne Kerne
- 40 ml kochendes Wasser
- 100 g Butter
- 3 Eier
- 125 g Joghurt (10 % Fett)
- 1 Prise Zimt
- Milch nach Bedarf
- Butter nach Bedarf

- Datteln mit dem kochenden Wasser übergießen und 5 Minuten ziehen lassen.

- Butter und Eier mit den Quirlen eines Handrührgerätes schaumig rühren und den Joghurt unterrühren. Mit Zimt würzen.

- Die eingeweichten Datteln samt Einweichwasser pürieren und unter den Teig mischen. Je nach dessen Konsistenz etwas Milch dazugeben, um einen glatten Teig zu bekommen.

- Waffeleisen vorheizen und mit etwas Butter fetten. Portionsweise kleine Mengen Teig in die Mitte des Waffeleisens geben, den Deckel schließen und jede Waffel für sich goldgelb backen.

- **Tipp** Die Süße der Datteln ist so angenehm, dass man getrost auf zugesetzten Industriezucker verzichten kann. Und wer es fruchtiger mag, isst einen Obstsalat dazu.

Gesunder Schokoaufstrich

ZUTATEN FÜR CA. 15 PORTIONEN

- 200 g Datteln ohne Kerne
- 60 g gemahlene Mandeln
- 8–10 EL Milch (1,5 % Fett)
- 1 Prise Zimtpulver
- 1–2 EL Kakaopulver

- Datteln in der kalten Milch 10 Minuten einweichen lassen. Die eingeweichten Datteln mit einem Pürierstab zerkleinern. Die Mandeln unterrühren, es soll eine streichfeste Masse entstehen. Mit Zimt und Kakaopulver abschmecken.

- **Tipp** Schmeckt auf einem Vollkornbrot sehr lecker!

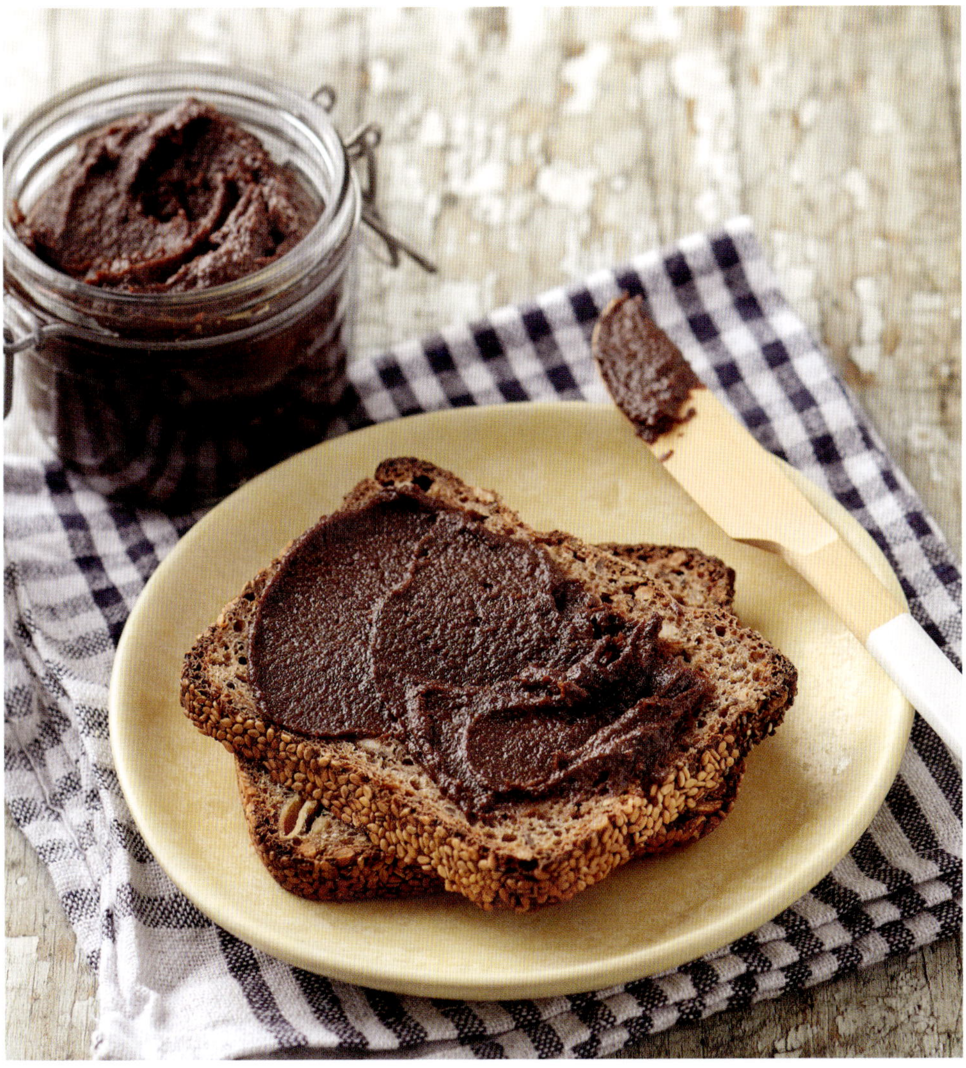

KAPITEL 5

RUNTER MIT DEM DAUERSTRESS

Wir wissen nun was im Körper abläuft, wenn wir im Stress sind. Stress ist eine der größten gesundheitlichen Gefahren unserer heutigen Gesellschaft und wir müssen alles daransetzen, Dauerstress zu vermeiden oder zumindest zu reduzieren. Wohl sollten wir aber erkennen, dass kurzfristiger Stress positiv ist, unsere Leistungsfähigkeit steigert und uns in bestimmten Situationen sogar nützlich ist. Zuweilen ist er sogar notwendig, um Großes zu vollbringen. Nur dieser permanente Daueranspannungszustand, in welchem viele unterwegs sind, stellt die große Gefahr dar. Wir können unseren Stressbauch nur loswerden, wenn wir den Dauerstress bewältigen und einen anderen Umgang damit finden!

In Balance kommen

Um einen Stressbauch in den Griff zu bekommen, ist es entscheidend, für sich selbst Methoden, Mittel und Wege zu finden um zwischen Stress, also Anspannung und Leistung, und Erholung und Entspannung abzuwechseln. Solche Rhythmen gibt uns die Natur vor: Tag und Nacht, Sommer und Winter oder Ebbe und Flut. Alles hat sein Gutes und seine Berechtigung, beides ist notwendig und ohne das andere gerät etwas aus dem Gleichgewicht. In Balance zu kommen ist hier die Zauberformel!

Wie schon auf Seite 9 ff. erklärt, besteht unser vegetatives Nervensystem – also das Nervensystem, das wir nicht bewusst steuern können und Dinge wie Atmung, Herzschlag, Verdauung etc. übernimmt – aus zwei Gegenspielern: dem Sympathikus und dem Parasympathikus. Der Sympathikus ist der Anspannungsnerv, verantwortlich für Leistung und Arbeit, der Parasympathikus der Entspannungsnerv, verantwortlich für Erholung, Verdauung und Schlaf. Diese beiden Gegenspieler heißt es ins Gleichgewicht zu bekommen. Da wir das vegetative Nervensystem (VNS) nicht bewusst steuern können, gibt es einen Trick, den wir anwenden können: Über unsere Atmung haben wir eine direkte Ansteuerungsmöglichkeit für den Parasympathikus. Deshalb kommt Atemübungen eine besondere Bedeutung zu.

Der leidige Zeitfaktor: Spätestens bei der Aussage: »Zeiten für Erholung und Entspannung« rollst du vielleicht mit den Augen. »Mein Tag ist so vollgestopft, wie soll ich das auch noch reinpacken können?« oder: »Ich hetze von Termin zu Termin und bin ja froh, wenn ich dazwischen überhaupt Zeit habe, etwas zu essen oder auf die Toilette zu gehen!«. Glaub mir, ich kenne das und weiß aus eigener Historie, wie das ist. Ich, Sina, war jahrelang in einem großen deutschen DAX-Unternehmen unter anderem in der Mitarbeiterkommunikation direkt bei der Geschäftsleitung tätig. Hier habe ich sehr wohl mitbekommen, wie der Hase läuft und wie voll die Terminpläne sind. Auch aus meiner Erfahrung als Dreifachmutter (mit Zwillingen) ohne Oma und Opa vor Ort, kenne ich die ständige Verfügbarkeit, die Unmengen an Arbeit und Verantwortung verknüpft mit jahrelangem Schlafmangel. Sowohl für die Top-Manager und die, die im Beruf wirklich engagiert sind, als auch für Mütter und Väter – das eine schließt ja das andere nicht aus, sondern ist häufig auch noch kombiniert – ist es teilweise unvorstellbar, sich kleine Pausen und Auszeiten zu gönnen. Ich kenne deine Bedenken und deinen Zeitmangel, und trotzdem oder genau deswegen möchte ich dir mit diesem Buch Lösungsmöglichkeiten aufzeigen, die mit möglichst wenig Zeitaufwand eine maximale Erholung für dich bringen. Ich gebe dir Maßnahmen an die Hand, mit denen du beispielsweise in dreimal drei Minuten täglich erst gar nicht in Stress gerätst. Und ich zeige die, wie du dich parallel zu Alltagstätigkeiten, die sowieso gemacht werden müssen, erholen kannst. Und wie du grundsätzlich eine andere Einstellung zu Stress bekommt. Wie wäre es, wenn du dich aktiv entscheiden könntest, ob dich die Situation nun stressen soll? Klingt utopisch? Aber es geht! Aber trotz der kleinen Erholungspausen und Entspannungsmöglichkeiten darfst du nicht vergessen, auch ab und an längere Phasen der Erholung einzuplanen – der Körper holt es sich sonst über Krankheiten sowieso. Vielleicht kennst du das: Kaum ist Wochenende oder der heißt ersehnte Urlaub und dann bricht eine massive Erkältung aus? Oder wenn du Migränepatient*in bist: Die Migräne holt einen genau dann ein, wenn der Stress am Runterfahren ist. Dies ist ein klares Zeichen von unserem Körper, dass es zu viel war und nun eine Auszeit fällig ist. Gespannt? Dann kommen wir zu den Lösungsmöglichkeiten für deinen Stress und somit in der Konsequenz auch die Lösung für deinen Stressbauch!

Stressoren von außen reduzieren

Die Lösung bzw. die Reduktion des Stresslevels ist ein erheblicher, wenn nicht der entscheidende, Hebel, um dauerhaft abnehmen zu können. Hierfür gibt es verschiedene Ansätze und Möglichkeiten. Nach dem Ansatz von Dr. Gert Kaluza, nach welchem ich, Sina, auch arbeite, gibt es drei große Themenbereiche:

Die instrumentelle Stressbewältigung: Unter der instrumentellen Stressbewältigung versteht man die Verringerung bzw. Lösung von Stressoren – also alles was von außen kommt. Hierunter fallen beispielsweise ein gutes Zeitmanagement, Fortbildungen, Strukturierung von Arbeitsaufgaben und Problemlösetraining etc. Auch die Suche nach Unterstützung, beispielsweise in seinem sozialen Netz, fällt hierunter.

Die kognitive Stressbewältigung: Diese Art der Stressbewältigung umfasst das mentale Stressmanagement. Siehe dazu Seite 156.

Das regenerative Stressmanagement: Der dritte Bereich umfasst das regenerative Stressmanagement. Hierunter versteht man (Zitat Dr. Kaluza): »die Regulierung und Kontrolle der physiologischen und psychischen Stressreaktion«. Also vereinfacht gesprochen die Erholung, Entspannung und Regeneration, was sowohl kurzfristig als auch langfristig gedacht und angelegt ist. Mehr dazu ab Seite 134.

Die instrumentelle Stressbewältigung

Beginnen wir mit der instrumentellen Stressbewältigung, also den Stressfaktoren von außen. Es gibt ein Zeitmanagementtool, welches aus meiner Erfahrung eine enorm große Wirkung zeigt: die Eisenhower-Matrix.

Die Eisenhower-Matrix

Mit der Eisenhower-Matrix kannst du anstehende Aufgaben aufschreiben und in Kategorien einteilen. Vielleicht erwischst du dich dabei und denkst dir: »Na, das mach ich doch eigentlich«. Leider ist es aber häufig so, dass wir uns nur eine To-do-Liste schreiben und dennoch keine Bewertungsmatrix darüberlegen. Und gerade dies bringt den enormen Gewinn. Versuche es einfach mal!

Ziel: Ziel dieser Matrix ist es, die eigenen Aufgaben, Termine und Verpflichtungen sortiert zu bekommen. Wir gehen das mal schrittweise gemeinsam durch. Wenn du dir diese Matrix genauer anschaust, erkennst du auf der x-Achse die Dringlichkeit. Und auf der y-Achse steht die Wichtigkeit – und zwar für dich! Entscheide bitte zuerst, ob du die Matrix für eine Woche, für einen Tag oder für welche Zeitspanne auch immer machen möchtest. Erfahrungsgemäß ist eine tageweise Strukturierung am einfachsten und übersichtlichsten!

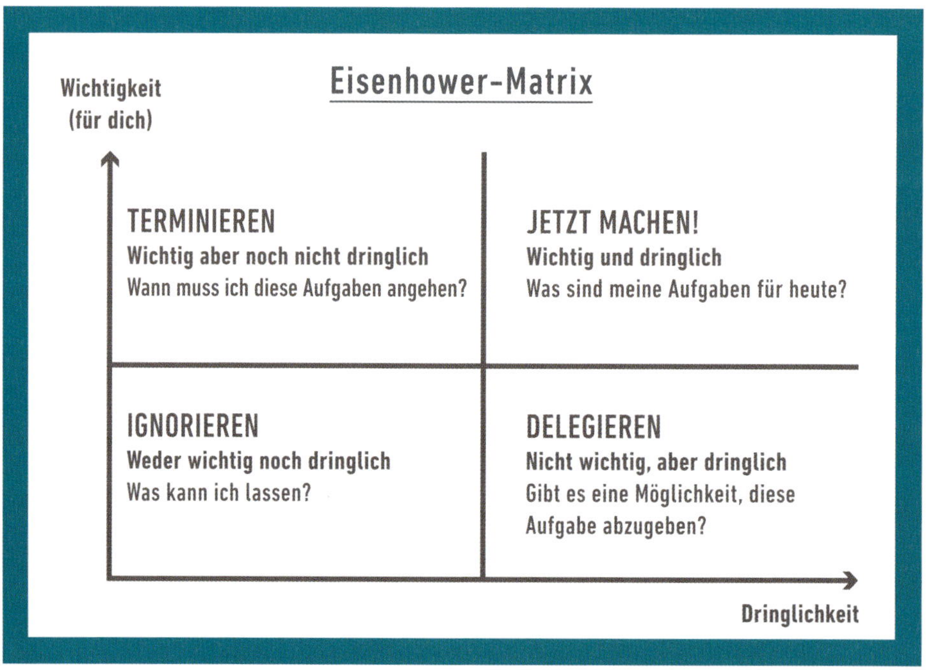

Oben rechts – Sofort erledigen: In dem oberen, rechten Quadranten trägst du alle Aufgaben und Verpflichtungen ein, die für dich »wichtig und auch dringlich« sind. Das sind dann die Dinge, die sofort und heute erledigt werden müssen. Sollten dann hier zu viele Themen stehen, gehe zum Schluss nochmals mit derselben Bewertungsmatrix drüber und schaue, was »verlagert« werden kann. Dieser Quadrant ist dann quasi deine To-do-Liste für den heutigen Tag!

Oben links – Termin zuweisen: Der obere linke Quadrant bedeutet »wichtig aber noch nicht dringlich«. Und hier ist ein riesiger Hebel zur Reduzierung von Stress: Wir versehen Aufgaben mit einem Termin, notieren diese, so dass sie sicher nicht in Vergessenheit geraten. Hierfür ist natürlich entscheidend, dass du dich gut organisierst, sei es in einem Planer aus Papierform oder auch gerne mit deinem Smartphone. Es muss nur sichergestellt werden, dass hiervon nichts verloren und somit in Vergessenheit gerät. Dadurch kann nämlich diese Aufgabe aus deinem Kopf verschwinden und raubt dir somit keine Energie mehr. Das klingt trivial, hat aber eine immens große Wirkung, da nicht ständig die Gedanken an diese Aufgabe in deinen Kopf kommen. Und sie verschwinden somit von der To-do-Liste, die du in deinem Kopf hast. Versuche mal, ob du diese Entlastung auch wahrnehmen kannst!

Unten rechts – Delegieren: Der untere rechte Quadrant wird gefüllt mit Themen, die für dich »nicht wichtig, aber dringlich« sind. Hier kann und solltest du entscheiden, ob du hierfür Kapazitäten hast. Um dies klarer verständlich zu machen, hier ein Beispiel: In jeder Abteilung, in jeder Elternschaft einer Klasse oder Kindergartengruppe und in jedem Verein gibt es immer Menschen, die sich gleich melden, wenn es darum geht, etwas einzukaufen, zu backen, zu organisieren etc. Sie tun das allerhöchster Wahrscheinlichkeit nach nicht aus Langeweile, sondern weil sie nach Zugehörigkeit und Liebe streben. Hierzu kommen wir in einem späteren Kapitel noch, da geht es um Glaubenssätze. Also überprüfe hier, ob du wirklich und ernsthaft die Zeit investieren kannst, dies zu übernehmen. Vielleicht bist du auch eine*r derjenige*n, die sich immer melden? Vielleicht könnte es jemand anderes übernehmen? Manchmal sind es aber auch Aufgaben, die sowieso bei uns liegen und wir sie quasi erstmal gar nicht annehmen müssen. Beispielsweise das Geburtstagsgeschenk für die Oma. Vielleicht gibt es dann aber auch eine Möglichkeit, die Aufgabe zu delegieren? »Nicht jeder hat aber Mitarbeiter!«, könnte hier ein berechtigter Einwand sein. Ja das ist richtig. Es geht hier auch gar nicht um »wer das Sagen hat«, sondern vielmehr darum, wen man bitten könnte, die Aufgabe für einen zu übernehmen.

Etwas ist entscheidend, ob es mit der Delegation und Entlastung klappen kann: Vielleicht hast du den Begriff »mental load« schon mal gehört? Wenn man sich eine Definition von Wikipedia anschaut, bedeutet »mental load« (Zitat): »(...) vorrangig die Belastung, die durch das Organisieren von Alltagsaufgaben entsteht, die gemeinhin als nicht der Rede wert erachtet werden und somit weitgehend unsichtbar sind (...)«. Beispielsweise könnte dies das Besorgen eines Geschenkes zum Geburtstag der Oma sein. Der »mental load« dahinter umfasst nicht nur den eigentlichen Kaufvorgang, sondern die Planung, was genau kauft man, wo bekommt man das, wie verpackt man das, wie kommt man am besten zu dem Laden, wie stellt man sicher, dass dann alle Beteiligten die Karte unterschreiben können, wie sammelt man am besten das ausgegebene Geld ein etc. Du siehst schon, hier steht einiges an weiterführenden Gedanken dahinter, wie »nur« das Kaufen des Geschenkes. Und wenn man eine Aufgabe quasi delegiert oder jemanden anderen darum bittet, ist es wichtig, die Gesamtverantwortung für die Aufgabe »Geschenk kaufen« abzugeben, um eine wirkliche Entlastung spüren zu können!

Unten links – Ignorieren: Der letzte Quadrant, also unten links, ist »weder wichtig noch dringlich« – solche Aufgaben solltest du in die »Ablage P«, also den Papierkorb, geben, denn sie sind für dich unwichtig.

Versuche mal, deine Aufgaben mit dieser Matrix zu organisieren – in unzähligen Fällen haben wir erleben dürfen, wie dies zu einer enormen Entlastung geführt hat! Siehe dazu das Template (die Schablone) »Die eigene Zeitplanung« auf der Seite 130.

Training, um Probleme zu lösen

Sicher kennt jeder gewisse Situationen, die sich ähneln oder sogar gleich sind, und einen immer und immer wieder unter Stress setzen. Beispielsweise könnte dies im privaten Umfeld die abendliche Bettgehsituation mit den Kindern sein. Oder aber bei Lehrkräften eine immer wiederkehrende Situation mit einem Schüler, der seine Hausaufgaben nicht machen möchte. Oder aber eine Besprechung mit einem Mitarbeiter, der seine Aufgaben nicht wunschgemäß erfüllt … du siehst, es gibt für jeden solche Situationen. Und diese Situationen zu »entstressen« könnte ein großer Hebel sein, um aus deinem Dauerstress auszusteigen. In der Fachsprache heißt diese Strategie »Problemlösetraining« – man beschäftigt sich mit Situationen und sucht eine Lösung für das Problem.

Was verbirgt sich nun aber dahinter? Wichtig ist es im ersten Schritt zu der Erkenntnis zu kommen, dass Problemsituationen zum normalen Leben gehören und man diese aktiv angehen und auch meistern kann. Der Ausstieg aus der Opferrolle in die Rolle des Akteurs ist hier entscheidend. Mit dieser positiven und annehmenden Grundeinstellung gelingt vieles schon leichter. Um diese Grundeinstellung zu bekommen, hilft übrigens Achtsamkeitstraining! Denn Achtsamkeit ermöglich eine innere Distanz zu den Problemen. Und mit einer gewissen Distanz ist der Fokus offen und es können Lösungsmöglichkeiten überhaupt erst gefunden werden. Und mit dieser Grundeinstellung widmen wir uns nun dem Prozess des Problemlösetrainings:

Komme dem Stress auf die Spur: Schaue dir die Situation möglichst genau an: Was passiert genau, wann passiert das immer und wo? Wer ist daran beteiligt? Im zweiten

Schritt überlege dir, wie du die Situation bewertest: Was hast du eigentlich erwartet, was erwartet dein Gegenüber? Welche Befürchtungen hast du? Du merkst schon, auch hier spielt achtsam sein eine bedeutende Rolle. Und dann schaue, wie du diese Situation spürst; körperlich oder auch geistig: Was fühlst du, was tust oder sagst du? Wenn du diese Situation so analysiert hast, bist du auch emotional distanzierter und kannst den nächsten Schritt wagen.

Überlege dir, was du ändern kannst: Frage dich nun, welche Ideen zur Bewältigung dieser Situation du haben könntest. Mache bewusst den Fokus auf und denke in alle Richtungen, versuche neue Ideen zu bekommen und aus deinem Üblichen auszusteigen. In diesem Schritt kann es auch hilfreich sein, sein soziales Netz zu bemühen und um Meinungen und Ideen zu fragen. Sammle alles, ohne zu werten, ob das möglich ist und funktionieren wird – dies ist ganz entscheidend an diesem Schritt! Die Bewertung folgt noch, jetzt ist erst einmal Brainstorming gefragt. Am besten du notierst dir das.

Bewerte deine Ideen: Nun steige für dich in die Bewertung ein, was funktionieren könnte, was du dir zutraust und was somit eine mögliche Handlungsoption für dich wäre. Suche dir gerne mehr als nur eine Idee aus und notiere sie.

Plane die nächsten Schritte: Als nächstes plane deine erarbeitete Lösungsmöglichkeit möglichst genau. Wie wirst du vorgehen? Was brauchst du dazu? Wann wirst du das ausprobieren? Möchtest du dir zuvor ein paar Sätze zurechtlegen und vielleicht ein kleines Rollenspiel mit jemand durchspielen? Das wird meist belächelt, ist aber eine gute Methode, gefühlsmäßig einzusteigen und Feedback zu bekommen. Was würde dir mehr Sicherheit geben, um in der Situation entsprechend reagieren zu können?

Probiere deine Strategie aus: Das ist der Kern des Problemlösetrainings. Sei mutig und offen, beobachte, was mit dir passiert und ob du weniger gestresst bist. Sei auch offen dafür, dass es nicht klappen kann … in einem nächsten Schritt kann dies verändert werden.

Ziehe Bilanz: Ist es dir geglückt und du bist in der Situation nicht in Stress geraten und konntest sie entsprechend lösen? Wenn ja, wunderbar, feiere dich! Wenn nein, steige bitte in die Analyse ein. Was hat nicht geklappt, warum bist du in Stress geraten? Was könntest du verändern, dass es das nächste Mal klappt? Hast du den falschen Vorschlag ausgewählt oder war der gewählte nicht genau genug konkretisiert? Wurden mögliche Schwierigkeiten übersehen und du warst in einer Überforderung? Gehe zurück zu Schritt 3 (die Bewertung) und plane erneut – sei mutig und gehe voran!

Manchmal ist man in seinen eigenen Gedanken und Vorgehensweisen leider so gefangen und hat nicht die notwendige Weitsicht und Distanz Lösungsmöglichkeiten zu finden. In so einem Falle kann ich nur zu einem Coaching raten. Ein Coach stellt wertfrei und neutral Fragen. Hierdurch wird es möglich werden für dich, auf neue Ideen und Lösungsansätze zu kommen – denn du bist der Spezialist, du brauchst nur eine Anleitung zu deinen Ideen.

Template – Die eigene Zeitplanung

Visualisiere hier deine Zeitplanung, indem du auf die folgenden Fragen antwortest, die sich auf die einzelnen Quadranten der Eisenhower-Matrix beziehen.

JETZT MACHEN!

Was sind meine Aufgaben für heute?

TERMIN ZUWEISEN

Wann muss ich diese Aufgaben angehen?

Wo habe ich diese Aufgaben vermerkt?

Wer kann mich gegebenenfalls unterstützen?

Was ist noch wichtig hierbei?

DELEGIEREN

Gibt es eine Möglichkeit, diese Aufgabe abzugeben?

Wer könnte mich hierbei unterstützen?

Was müsste passieren, damit ich diese Aufgabe vollumfänglich abgeben kann und nicht mehr daran denken muss (Stichwort mental load)?

Welche Aufgabe habe ich übernommen, obwohl sie für mich nicht wichtig ist?

Wie geht es mir damit?

Was könnte ich das nächste Mal anders machen?

IGNORIEREN

Was kann ich lassen?

Was traue ich mich in diese Kategorie einzustufen?

Wie geht es mir damit?

Dein soziales Netz – wichtiger Hebel zur Stressbewältigung

Ein weiterer wichtiger Punkt in der instrumentellen Stressbewältigung ist das soziale Netz. Da dies aber für alle anderen Bereiche der Stressbewältigung und auch zur Vorbeugung von Depressionen elementar ist, möchte ich die Wichtigkeit und Bedeutung hier ganz deutlich hervorheben. Dein soziales Netz – also alle Familienmitglieder, deine Freunde und Bekannte, deine Kollegen*innen, vielleicht die Nachbarn – alle diese Personen bilden dein soziales Netz. Und dieses Netz ist für unsere seelische Gesundheit absolut wichtig: Jemanden zu haben, mit dem man seine Sorgen und Nöte besprechen kann, den man um Hilfe bitten kann und mit dem man einfach seine Freude teilen kann. Wenn wir uns die Bedeutung des sozialen Netzes nun in Bezug auf die Bewältigung von Stress anschauen, gibt es hier drei Hebel:

Stressoren reduzieren: Themen und Probleme, die von außen an uns herangetragen werden, mit einem guten Freund/einer guten Freundin zu besprechen kann insofern helfen, dass er/sie eine Idee hat, wie man dies lösen oder damit umgehen könnte (siehe »Problemlösetraining« Seite 128).

Stressverstärker erkennen: Vielleicht kann ein Freund/eine Freundin erkennen, dass deine Sicht auf die Dinge möglicherweise schwierig ist und dir eine Idee geben, wie man etwas anders sehen kann – man denke nur an den Perfektionismus.

Erholung und Entspannung: Ein Treffen mit der Familie oder Freunden kann auch Erholung und Regeneration bringen – wenn es die richtigen Freunde sind! Ein Glas Wein mit einer guten Freundin zu trinken, dient wunderbar der Erholung. Leider wird dies bei Stress immer zuerst abgesagt: »Für sowas hab ich jetzt keine Zeit«, ein fataler Fehler, genau dann solltest du dir die Zeit für dein soziales Netz nehmen und auftanken!

Dein Umfeld visualisieren

Wenn du dich hier angesprochen fühlst, mache folgende Übung, um die Quantität und die Qualität deines sozialen Netzes zu überprüfen. Diese Visualisierung, also die bildliche Darstellung des Sachverhaltes, dient dazu, dir aufzuzeigen, im Umgang mit wem du Energie tanken kannst und bei wem du möglicherweise Energie verlierst:

Quantität: Nimm dir ein DIN-A4-Blatt und schreibe in die Mitte deinen Namen. Um dich herum schreibst du alle wichtigen Menschen in deinem Leben – denke hier wirklich umfangreich, wen es alles gibt. Die Familie, auch entfernte Verwandte. Freund*innen, Bekannte, Kolleg*innen. Schreibe gerne auch die nette Verkäuferin oder den Bäcker auf – auch diese könnten dir mit ihrer freundlichen Art Kraft geben. Dies alles stellt nun erstmal die Quantität dar.

Qualität: Nun kommen wir in die Bewertung, also die Qualität der Beziehungen. Überlege in Ruhe, ob jede aufgeschriebene Person dir überwiegend Energie gibt. Wenn ja, male ein Pfeil von der Person zu dir. Sollte diese Person dir überwiegend Energie rauben bzw. dich der Kontakt mit ihr immer Energie kosten, zeichne bitte einen Pfeil von dir zu der Person.

Analyse: Nun schaue dir deine Zeichnung unter folgenden Gesichtspunkten in aller Ruhe einmal an:

- Kann und möchte ich den Kontakt zu meinen Energiebringern intensivieren und wenn ja, wie? Schreibe dir hierzu am besten gleich ganz konkrete Maßnahmen auf, wann du was tun möchtest. Überlege, was dich daran gehindert hat und was dich zukünftig daran hindern könnte. Bedenke, dass genau bei Stress dies wichtig ist zu pflegen und zu leben!

- Möchte ich den Kontakt zu meinen Energieräubern weiterhin aufrechterhalten und wenn ja, warum? Möchte ich mich von einem der Energieräuber trennen? Wenn ja, wie gehe ich hier konkret vor? Brauche ich hierzu Unterstützung?

- Hast du das Gefühl, dass es noch Platz gäbe für neue Personen in deinem sozialen Netz? Gibt es da eine Lücke, die gefüllt werden sollte/könnte/müsste? Wenn ja, hast du bereits eine Idee wer diesen Platz einnehmen könne? Was könntest du dafür konkret unternehmen? Schreibe dir hierzu gleich Maßnahmen auf.

- Wenn du gerne weitere Personen zu deinem sozialen Netz zählen möchtest, derzeit aber noch keine Idee hast, wen, erarbeite dir Ideen, wie du jemanden kennenlernen könntest! Bei der Ausübung von Hobbies, in einen Sportverein gehen, dich einer Wandergruppe anschließen, Salsa tanzen lernen oder bei einem Projekt in der Nachbarschaft mitmachen?

Nimm dir dann nochmal in Ruhe Zeit, das Bild zu betrachten. Wenn wir später über Glaubenssätze sprechen und du an diesen arbeiten möchtest, könnte es passieren, dass einige dieser Personen weggehen. Wenn das so sein sollte, waren es keine echten und wichtigen Freunde! Mehr dazu später (siehe Seite 156).

Das regenerative Stressmanagement

Die schnellste Möglichkeit, Stress zu reduzieren ist die regenerative Stressbewältigung, also in die Entspannung, Erholung und Regeneration zu kommen. Ja, und jetzt kommt das große ABER: »Ich habe aber keine Zeit, wann soll ich das auch noch machen?«, »ich habe so viel zu tun«, etc. Lass uns erst ein paar grundsätzliche Dinge über Erholung und Regeneration anführen, und dann bekommst du die aus unserer Erfahrung beste, nachhaltigste und effektivste Methode – und das alles praxisnah, in Minihappen und zur sofortigen Durchführung serviert!

Erholung, Entspannung und Regeneration

Es gibt ein paar wichtige Rahmendaten, was unsere Erholung, Entspannung und Regeneration angeht. Wie und durch was man sich erholt und regeneriert, ist völlig individuell, ein jeder muss seinen eigenen Weg finden.

Persönliche Vorlieben: Für den einen ist eine Mountainbiketour das Mittel der Wahl, für den anderen bedeutet dies zusätzlich Stress. Für viele ist ein Fußballspiel im Stadion schauen zur Regeneration gut, für andere wiederum bedeutet dies eine zusätzliche Aufgabe und ein weiterer Termin. Das soll jetzt kein Aufruf sein, keine Kompromisse einzugehen, um mit Partner, Familie oder Freunden etwas unternehmen zu können. Wichtig dabei ist immer nur darauf zu schauen, ob es mir, und zwar nur mir, zur Erholung und Regeneration dient! Eine Klientin berichtete mir einmal von ihrem Mann, der häufig genervt war am Ende ihrer gemeinsamen Sonntagsausflüge mit der Familie. Sie verstehe es nicht, sie habe sich so viele Gedanken gemacht und geplant und alles ist gut gelungen, es war in Summe ein toller Ausflug. Und trotzdem war ihr Mann am Ende des Ausfluges genervt. Hinterher kam heraus, dass ihr Mann sich nicht beim Spazierengehen oder Wandern erholt, sondern alleine bei einem guten Buch auf der Couch. Und da dann Sonntagabend war und das Wochenende vorbei, hatte er keine Zeit mehr für seine persönliche Regeneration …

Lebenssituation: Auch können sich die Tätigkeiten, die uns erholen und auftanken lassen, je nach Lebenssituation verändern. Habe ich beispielsweise einen neuen Job und muss viele Dinge hierbei neu lernen, habe ich abends eher nicht den Drang eine neue Sprache zu erlernen. Arbeitet man körperlich z.B. als Bauarbeiter oder Gärtner, braucht man abends eher ein Buch in einer gemütlichen Ecke als eine Radtour. Zusammenfassend ist es entscheidend genau hinzuspüren, welche Aktivität einen entspannen lässt, und dies auch von Zeit zu Zeit auf den Prüfstand zu legen.

Geist und Körper: Zudem müssen wir noch zwei Dimensionen betrachten: Zum einen müssen wir unseren Geist entspannen und zur Ruhe bringen und zum anderen natürlich auch unseren Körper. Unseren Geist und die beispielsweise kreisenden

Gedanken beruhigen wir mit einer Tätigkeit wie Malen, Fotografieren, Lesen oder Töpfern. Wenn wir hier ganz aufgehen und geistig loslassen, entspannt sich automatisch auch unser Körper. Andersherum hat bestimmt schon jeder gehört: »Ich muss mir den Kopf freilaufen«– ein ganz typisches Beispiel für die Regeneration und Stressbewältigung des Körpers, wobei dann ganz automatisch auch der Kopf entspannt und loslassen kann. Beides, Geist und Körper, hängt also zusammen. Wir können in beiden Bereichen mit Aktivitäten zur Erholung und Entspannung beginnen und es folgt automatisch der andere. Doch bevor es so weit kommt, visualisiere erstmal, was dir hilft, um in die Entspannung zu kommen. Wenn es dir schwerfällt dies zu tun, löse dich von allen derzeitigen Rahmenbedingungen und schaue auch gerne mal, was du im Kindes- oder Jugendalter gemacht hast.

Erholung – meine Notizen

Denke an alles, was dich entspannt. Überprüfe, was dir einfällt! Schreibe deine Gedanken hier auf:

ICH ERHOLE UND TANKE AUF, WENN ICH ...

____

____

Minipausen

Und genau beim Sammeln dieser Kraftpausen und Aktivitäten zur Erholung kommt die verfügbare bzw. nicht verfügbare Zeit dazwischen. Und ja, das ist richtig und bei fast jedem so. Trotzdem ist es entscheidend, sich hierfür gelegentlich Zeiten einzuräumen, zu erlauben und mit anderen auszuhandeln und Kompromisse zu schließen. Schnell können uns hier übrigens Denkmuster und Glaubenssätze dazwischengrätschen und uns daran hindern, diese Zeitfenster einzuplanen – ich nenne nur mal den »Perfektionismus« und den Satz »Ich-darf-nicht-nein-sagen«. Aber darauf kommen wir später noch. Also von Zeit für Zeit größere Zeitfenster für Hobbies etc. einzuplanen ist die eine Seite. Aber – und das weiß ich aus eigener Erfahrung – es ist mindestens genauso wichtig, sich mehrmals täglich kleine Erholungsphasen zu genehmigen. Denn sonst steigt das Stresslevel so hoch, dass wiederum viel längere

Phasen der Erholung notwendig sind und möglicherweise gesundheitliche Schäden entstehen können. Mein Credo ist hier, lieber mehrmals täglich »Minipausen« als am Freitag erschöpft auf die Couch zu fallen und am Sonntagabend erschreckt festzustellen, dass das Wochenende schon wieder vorbei ist! Wie aber sehen solche Minipausen aus und was heißt »Mini«? Die folgende Grafik zeigt die Stressverteilung am Tag mit und ohne Minipausen. Sie sind ein wichtiger Bestandteil des Achtsamkeitstrainings.

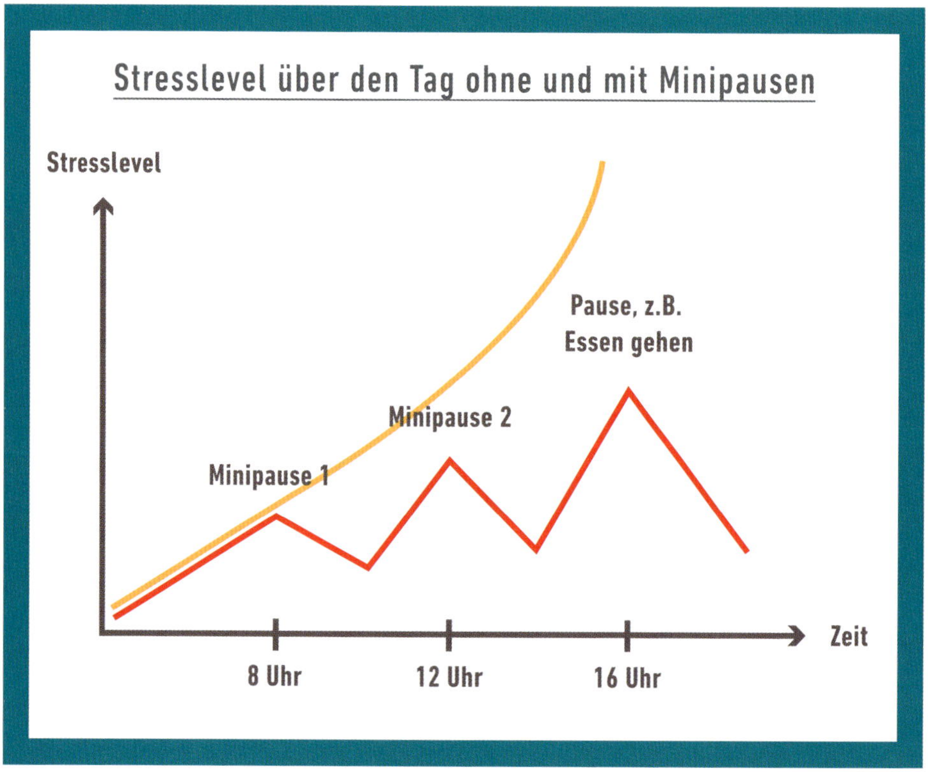

Achtsamkeitstraining

In meiner Praxis arbeite ich, Sina, mit Achtsamkeitstraining bzw. -übungen. Dieser Aspekt heißt in der Fachsprache »Achtsamkeitsbasierte Stressreduktion«, englisch »Mindfulness-Based Stress Reduction (MBSR)«. Achtsamkeit ist seit einigen Jahren mehr und mehr in aller Munde und nun zum Glück raus aus der Esoterikecke. Es geht hier nicht um Räucherstäbchen und Batikhosen! Nicht nur Vorreiter in Amerika wie Google, sondern auch deutsche Unternehmen wie Siemens, Bosch oder BMW folgen diesem Achtsamkeits-Trend. Und auch im Mittelstand gewinnt Achtsamkeit zunehmend an Interesse. Die Wirkung der achtsamkeitsbasierten Stressreduktion wird in zahlreichen Forschungsarbeiten und Metastudien untersucht.

Nicht nur meine eigene Erfahrung mit Achtsamkeit, sondern auch die Wirkung bei sehr vielen Klient*innen und Kursteilnehmer*innen zeigt, wie man hierdurch gut Stress reduzieren kann und sich nach dem Stress schneller erholt. Nach einiger Zeit Achtsamkeitstraining, also »Üben«, gerät man erst gar nicht mehr so oft in Stress. Das Gedankenkarussell findet ein Ende, der Schlaf wird wieder möglich werden und Schritt für Schritt verringern sich bereits vorhandene körperliche und psychische Auswirkungen von Dauerstress.

Wirkungen von Achtsamkeit

Wer achtsam ist, bleibt bewusst im gegenwärtigen Moment und schafft es, von Gedanken, die abschweifen wieder in die Gegenwart zu kommen. Achtsamkeit kann:

- Burnout-Gefahr reduzieren
- bei Suchtproblemen helfen
- körperliche Schmerzen verringern
- die Behandlung von Krebserkrankungen unterstützen
- die Zellalterung reduzieren
- die Aktivität und Struktur des Gehirns verändern

Nicht nur in Stresssituationen: Was ist nun aber Achtsamkeit? Wir sind mit unseren Gedanken häufig nicht bei dem, was wir gerade tun, sondern hängen noch bei Vergangenem oder sind bereits in der Zukunft. Vielleicht kennst du das: Bei einem Gespräch hörst du nur halbherzig zu, weil dir das Telefonat von eben noch durch den Kopf geht oder dich die anstehende Auseinandersetzung mit einem Mitarbeiter oder einer Mitarbeiterin beschäftigt. Konsequenz ist, dass die Gegenwart nicht vollständig und umfänglich wahrgenommen wird, wir entscheidende Punkte nicht erkennen und somit falsches Handeln und Entscheiden resultieren können. Die Konzentration auf die jeweilige Aufgabe bzw. Situation ist nicht vollständig da und folglich kann nicht das beste Ergebnis bzw. die beste Handlung in einer Stresssituation erwartet werden.

Definition: Achtsamkeit bedeutet die Fähigkeit, mit dem Geist beim gegenwärtigen Augenblick zu verweilen und bei Abschweifungen sich immer wieder daran zu erinnern, in die Gegenwart zurückzukommen. Und das Ganze wohlwollend und nicht wertend. Achtsamkeit ermöglicht es uns, mit uns selbst in Kontakt zu kommen, unsere Wünsche und Bedürfnisse wahrzunehmen. Und nur hierdurch ist es uns auch möglich, uns selbst zu erkennen und zu regulieren, was wir brauchen. Achtsamkeit ist der Weg zur Selbsterkenntnis!

Kommunikation: Ein weiterer elementarer Punkt ist, dass uns Achtsamkeit eine verbesserte Kommunikation ermöglicht – wir können aktiver zuhören, weniger bewerten und bekommen dadurch weitere Informationen, welche uns die Situation anders einschätzen lässt. Auch verbessert sich die Konfliktlösungskompetenz. Und sehr viele Stressmomente entstehen nun mal durch »falsche Kommunikation«. Dazu später mehr.

Autopilot ausschalten: Achtsamkeit bedeutet folglich auch, nicht aus dem Autopiloten heraus zu handeln, sondern alles wahrzunehmen und hieraus eine Entscheidung zu treffen. Du siehst vielleicht schon, dass dies zwei gegenteilige Handlungsoptionen sind und beide wichtig und sinnvoll sind. Da wir mit Informationen überflutet werden, haben wir gelernt, Bekanntes in Muster zu packen und entsprechend zu reagieren bzw. zu entscheiden. Nehme als Beispiel deinen Weg zur Arbeit; du weißt, welche Straßen du gehen musst, welche Kreuzungen zu queren sind und welche Stellen vielleicht besondere Vorsicht bedürfen. Somit musst du deine Aufmerksamkeit nicht mehr allen zur Verfügung stehenden Informationen widmen und kannst nebenher telefonieren oder sonst etwas machen. Wäre der Weg neu für dich, müsstest du dich konzentrieren und schauen, wo du hinmusst. Also absolut sinnvoll, da sonst eine Reizüberflutung stattfinden würde. Genauso wichtig ist es aber in manchen Situationen den Autopiloten wieder auszuschalten und achtsam zu sein – beispielsweise in einem wichtigen Gespräch mit deinem Kunden/deiner Kundin oder mit deinem Kind. Präsent zu sein, alles wahrzunehmen, nicht zu urteilen, sondern offen zu bleiben. So kannst du alle Informationen wahrnehmen und hast eine gute Basis für Entscheidungen.

Also beides – Autopilot und Achtsamkeit sind wichtig für uns! Leider sind wir häufig nur noch im Autopiloten unterwegs und nehmen wenig achtsam wahr, halten nicht inne und hetzen dauern weiter. Und hier liegt der Schlüssel zur Stressbewältigung durch Achtsamkeit: Innehalten, achtsam zu spüren, wie es dir geht und was du brauchst.

Entscheidungen treffen: Dauerhaft praktiziert, bringt Achtsamkeit einen weiteren unglaublich tollen Effekt mit sich: Du kannst dich aktiv entscheiden, ob du dich von einer Situation stressen lassen möchtest oder nicht. Das glaubst du nicht? Ich verdeutliche es dir an der Stressampel, wie sie auf Seite 10 abgebildet ist.

Stressampel und Achtsamkeitstraining: Du erinnerst dich an die Stressampel: Ein Stressor von außen kommt auf dich zu. Sagen wir mal, dein*e Chef*in kommt mit einem größeren neuen Projekt und weist dich neben der Wichtigkeit und Bedeutung auch noch auf den engen Zeitrahmen hin. Ohne Achtsamkeitstraining würde eine automatische Reaktion ablaufen – quasi der Autopilot angehen und du in Stress geraten, indem folgende Sätze in deinem Kopf ablaufen:

- »Wann soll ich das auch noch machen?«
- »Kann ich das überhaupt?«
- »Muss das immer so kurzfristig sein?«

Das sind auf der Stressampel unsere Stressverstärker, also die in der Mitte. Vielleicht findest du dich da wieder und kannst die Stressreaktion nachempfinden – beispielsweise schwitzige Hände, Herzklopfen, ein Engegefühl in der Brust? Nehmen wir mal an, du hättest über einige Zeit Achtsamkeitsübungen gemacht. Dann passiert Folgendes: Du hörst die neue Aufgabe und bevor du durch den Autopiloten eine Stressreaktion erfährst, schaust du mal genauer hin. Vielleicht erkennst du eine Auszeichnung, dass genau du mit dem Projekt betraut wurdest. Oder du denkst dir, dass dein*e arm*e Vorgesetzte*r wieder mal nicht die Möglichkeit gefunden hat, frühzeitig mit dir darüber zu sprechen und kannst Mitgefühl für seine/ ihre Not empfinden. Und durch diese Zeitphase dazwischen gerätst du nicht in Stress, sondern kannst dir in aller Ruhe das neue Projekt anschauen, den Zeitplan verifizieren, vorhandene Ressourcen überprüfen, Unterstützungspotenzial prüfen. Du gehst quasi gelassen in die Planung, ohne im Stressmodus zu sein. Klingt das gut? Dann gebe ich dir gleich zur Übung, bis du durch Achtsamkeit die automatische Routine hierfür hast, die 4-A-Strategie an die Hand! Aber hierfür wollen wir abschließend klären, was Achtsamkeit ist bzw. wie das geht!

Auf den Punkt gebracht: Achtsamkeit bedeutet, vereinfacht gesprochen, mit der vollen Aufmerksamkeit bei dem sein, was man gerade tut – nicht gleichzeitig überlegen, was noch alles erledigt werden muss, während man isst. Nicht über Vergangenes grübeln, wenn man gerade seinem Kind zuhört. Und das Ganze wohlwollend und nicht wertend. Im Endeffekt, das, was wir als Kind eh gemacht haben. Stundenlang einem Schmetterling zuschauen, total vertieft sein und nichts um uns herum mitbekommen. Raus aus dem Autopiloten und rein in die Wahrnehmung. Klar geht das nicht immer ständig und dauernd, denn wie schon beschrieben hat der Autopilot hat ja eine wichtige Bedeutung für uns. Der Wechsel zwischen Autopiloten und Achtsam sein können ist wichtig und entscheidend für uns! Achtsamkeit ist und kann somit vieles sein!

Formelle Achtsamkeitsübungen: Man kann eine Stunde lang achtsam sitzen und atmen. Oder 30 Minuten achtsam gehen. Oder einen Bodyscan – also eine geführte Reise durch den Körper – machen. Dies sind sogenannte »formelle Achtsamkeitsübungen«, die beispielsweise in Kursen angeleitet werden.

Informelle Achtsamkeitsübungen: Oder aber man ergänzt diese »formellen Übungen« durch »informelle Übungen« – beispielsweise achtsames Zähneputzen oder Duschen, das achtsame Trinken einer Tasse Kaffee, achtsam den Lieblingssong hören oder aber auch achtsam sein Essen zuzubereiten und genießen! Und hier liegt für mich der Schlüssel zum Erfolg – diese informelle Achtsamkeit bedeutet ja, eine Tätigkeit, die ich sowieso verrichten muss, achtsam zu tun. So brauche ich keine zusätzliche Zeit – die ich meistens wenig bis gar nicht habe – sondern verrichte etwas achtsam und erhole und regeneriere dabei. Stelle dir einfach mal vor, du würdest dein Frühstück mal bewusst genießen – riechen, ansehen, vielleicht bei der Zubereitung etwas erfühlen und dann schmecken. Welcher Genuss und das am frühen Morgen. Dein Start in den Tag könnte ein anderer sein!

4-A-Strategie

Und nun zu der 4-A-Strategie, die dir helfen soll, mit Stresssituationen gut umzugehen. Die vier »A« stehen jeweils für einen Begriff, der mit dem Buchstaben A beginnt. Wenn eine neue Situation auf dich zukommt, in welcher du merkst, dass eine Stresssituation beginnt, lehne dich bewusst zurück, halte inne, stelle innerlich auf »stopp« und gehe die 4-A-Strategie wie im nachfolgenden Kasten gedanklich durch.

Die 4-A-Strategie zum guten Umgang mit Stress

Entsteht eine Stresssituation, orientiere dich an diesen Fakten und bleibe ruhig:

ANNEHMEN	Die Situation so annehmen, wie sie ist. Nicht bewerten, nicht beschönigen und nichts ignorieren, nicht frustriert sein (das ist Achtsamkeit).
ABKÜHLEN	Für eine Beruhigung und einen klaren Kopf sorgen. Beispielsweise durch Atmen oder aber kurz den Raum verlassen (Minipausen).
ANALYSE	Kann ich etwas an der Situation verändern, habe ich eine Möglichkeit, etwas zu tun? Wenn ja, ist es mir das wert? Wenn nein, wie kann ich mich um mich selbst kümmern?
AKTION	Erst jetzt handeln! Etwas an der Situation ändern oder aber sich um einen selbst kümmern, damit es einem wieder gut geht.

Wie du an der 4-A-Strategie erkennst, spielt Achtsamkeit eine große Rolle bei der Stressbewältigung. Und bevor diese Methode durch längeres Achtsamkeitstraining automatisch in dir abläuft, kannst du sie bewusst mit spezielle Atemübungen unterstützen. Du kennst es vielleicht schon vom Yoga: Durch bewusstes Atmen fokussieren sich die Gedanken nur auf den Luftstrom, und andere Gedanken geraten in den Hintergrund und werden verdrängt.

Die Atmung und die Achtsamkeit

Die Atmung spielt im Rahmen der Achtsamkeit eine große Rolle. Durch Atmen haben wir direkten Einfluss auf unser vegetatives Nervensystem. Die beiden Gegenspieler »Sympathikus« und »Parasympathikus« sind ja in unserem Körper für zwei gegenteilige Aufgaben zuständig: Der Sympathikus ist für Arbeit und Leistung zuständig, der Parasympathikus für Erholung, Verdauung und Schlaf (siehe Seite 14f.). Und mit bewusstem Atmen können wir die Parasympathikus-Aktivität erhöhen, also die Erholung aktivieren. Atmen müssen und tun wir immer. Der Atem steht uns ständig und immer zur Verfügung, um mal kurz achtsam zu sein. Einatmen und ausatmen und für einen kurzen Moment den Atem hierbei beobachten. Wo spüre ich meinen Atem? In dem Nasenloch, durch das er ein- und wieder ausströmt, im Brustbereich oder aber vielleicht im Bauch, der sich hebt und wieder senkt? Einige Momente hierauf achten und seinen Atem beobachten ist wohl die kleinste Einheit der Achtsamkeit und gleichzeitig eben jederzeit verfügbar und durchführbar. Versuche doch den zweiten Punkt der 4-A-Strategie »Abkühlen« (siehe Kasten links) mal mit dieser kurzen Atemübung!

Kleine Übungen – informelle Achtsamkeitsübungen – Minipausen

Die zuvor erwähnten Minipausen sollen oder können wir mit Alltagstätigkeiten verknüpfen, um den Alltag gut zu meistern. Entscheidend ist, täglich ins »Üben« zu kommen – denn nur so können wir die ganze Bandbreite und das ganze Spektrum der positiven Wirkungen von Achtsamkeit erfahren. Wir entwickeln langsam aber sicher eine andere Sicht auf die Dinge. Durch Achtsamkeit haben wir auch die Chance, unsere Stressverstärker und Glaubenssätze zu erkennen und zu verändern. Dazu später mehr (siehe Seite 156ff.). Stell dir nun vor, du dürftest dir drei Minuten nehmen, um dich kurz rauszunehmen aus dem Alltag und Kraft zu tanken. Drei Minuten schafft wirklich jeder!

Minipause – Stress-loslass-Übung: Wenn du dich sehr geärgert hast, du Wut verspürst, diese sogar im Bauch rumort oder du dich sehr gestresst fühlst, ist diese Übung super. Sie bringt nach ein paar wenigen Malen Üben schnell Abhilfe und versetzt dich in einen entspannten Zustand:

- Ziehe dich wenn möglich in einen Raum oder eine Ecke zurück, in der du drei Minuten für dich sein kannst. Zur Not geh auf die Toilette.

- Schließe die Augen, lege deine Hände auf deinen Unterbauch, dort, wo du das schlechte Gefühl, deine Wut oder deinen Ärger vielleicht sogar spüren kannst. Mit dem Einatmen stelle dir vor, du holst alle diese negativen Gefühle hervor und mit dem Ausatmen lässt du sie los. Bleibe bei dieser Vorstellung für einige Momente.

- Dann stelle dir vor, dass du mit dem Einatmen neue Kraft und Energie aufnimmst und mir dem Ausatmen versenkst du diese ganz tief in deinen Bauch zu deinen Händen. Bleibe auch bei dieser Vorstellung für einige Momente.

Wenn dein Körper diese Übung kennt, kannst du sie jederzeit und überall ohne Rückzugsort durchführen. Sie ermöglichst dir unglaublich schnell eine Erleichterung. Spüre mal, wie du mit der Übung klarkommst. Die meisten wollen sie nicht mehr missen. Wie gesagt, die drei Minuten täglich sind gut machbar. Fange damit einfach mal an, egal wo. Probiere auch mal die folgenden Übungen aus, sie alle sind gute Minipausen. Später kannst du dann weitere Schritte zu mehr Erholung gehen.

Minipause – Bodycheck: Spüre deinen Körper mit dieser tollen Achtsamkeitsübung, die im Mundbereich, vor allem im Kiefer, für Entspannung sorgt:

- Spüre für ein paar Momente, wie es dir geht: Hast du Hunger oder Durst?, bist du müde oder erschöpft? Ziehst du deine Schultern nach oben oder beißt du womöglich die Zähne aufeinander?

- Wenn möglich nehme dir die Zeit, deine Bedürfnisse zu befriedigen, esse oder trinke etwas, lockere deine Schultern und versuche ein Gähnen zu provozieren – das löst die Muskeln im Mundbereich. Hierzu den Unterkiefer hin und her schieben.

Wenn du diese Übung mehrmals gemacht hast, wirst du diese automatisch öfters machen, weil du erlebt hast, wie gut es dir tut, mal auf deine Bedürfnisse zu hören. Vor allem das Gähnen schafft schnell für Abhilfe. Und nach diesen kurzen Pausen und wenn du dann sogar noch dein Bedürfnis befriedigen konntest, startest du wieder voller Kraft und Energie in die nächste Aufgabe.

Minipause – Atemcheck: Oder versuche die Minipause »Atemcheck«, die mit vielleicht drei Minuten wirklich gut machbar ist:

- Richte deine Aufmerksamkeit für ein paar Momente auf deinen Atem. Ein und wieder aus, ohne, dass du etwas dazu leisten musst.

- Spüre die kleine Pause zwischen dem Ausatmen und dem darauffolgenden Einatmen. Spüre die Kraft, mit der das Einatmen wieder kommt. Spüre die Energie, die du durch den frischen Atem bekommst.

Führe diese Übung gerne mehrmals täglich aus – wenn du im Stau stehst, an der Ampel, in der Schlange beim Bäcker oder wie gesagt an der Kasse im Supermarkt. Nutze diese vermeintlich vergeudete Zeit, statt dich aufzuregen und noch mehr in Stress zu geraten aktiv für deine Erholung mit dem Atemcheck!

Im Alltag verankern: Selbst diese kleinen zwei- bis dreiminütigen Übungen helfen, das Gedankenkarussell zu stoppen und wieder ins Hier und Jetzt zu kommen, den Stresslevel erneut zu senken. Erfahrungsgemäß fehlt hier nicht die Zeit, sondern – da es so kurze Übungen sind –, vergessen wir eher sie anzuwenden. Und um dem entgegenzuwirken, verknüpft man die Übung an eine Tätigkeit. Wir verankern diese quasi in dem Alltag mit einer »Wenn-Dann-Verknüpfung«. Also könntest du dir beispielsweise vornehmen: »Wenn ich Hände wasche, dann mache ich einen kurzen Bodycheck«. Oder: »Wenn ich das Telefon auflege, dann mache ich einen Atemcheck«. Oder auch: »Wenn ich zur Toilette gehe, dann spüre ich bewusst jeden Schritt«. Hierdurch werden Minipausen im Alltag fest verankert und Teil deines individuellen Stressbewältigungsprogramms! Probiere es einfach mal aus.

Minipause – Kaffee achtsam trinken: Eine weitere Minipause könnte auch sein, dass du deinen morgendlichen Kaffee achtsam trinkst. Rieche den Duft des heißen Kaffees, schau dir deine Tasse genau an, spüre die Wärme der Tasse an deinen Händen, schmecke die intensive Würze des Kaffees und spüre, wie er dich belebt!

Minipause – morgens lüften: Oder du nimmst dir nach dem Aufstehen zwei Minuten Zeit, öffnest das Fenster und nimmst tiefe Atemzüge, fühlst die Temperatur, riechst die Jahreszeit und das Wetter und schaust, was es draußen zu sehen gibt.

Minipausen – meine Notizen

**Welche Minipause möchtest du gerne ausprobieren?
Mit welcher Alltagstätigkeit möchtest du diese verknüpfen und somit sicherstellen, dass sie nicht in Vergessenheit gerät?**

SCHREIBE SIE HIER AUF:

Du merkst sicher schon, dass diese informellen Übungen fast immer und überall bei allem Möglichen einzubauen sind. Das macht es leicht und im Alltag durchführbar. Eine meiner Kursteilnehmerinnen hat beispielsweise das Füttern ihrer Meerschweinchen und das Beobachten zu ihrer Achtsamkeitsübung gemacht, eine andere betrachtet jeden Morgen beim Verlassen ihres Hauses einen Busch für ein paar Momente und wieder eine andere schwört auf den Bodyscan. Suche auch du dir deine kleine Übung und deinen Moment und mache sie/ihn zur Routine! Es ist nämlich eine Typfrage, was einem guttut und man sich vorstellen kann: Vielleicht möchtest du auf dem Weg in die Arbeit mal das Smartphone weglegen und dir alles neugierig und achtsam betrachten. Oder du beachtest das nächste Mal den Weg zur Arbeit bewusst mit deinen Hörsinn oder Geruchssinn? Oder du legst mal achtsam Wäsche zusammen, betrachtest die Farben, fühlst die unterschiedlichen Materialien und riechst, wie herrlich frisch Gewaschenes durftet? Ideal geeignet ist übrigens auch die Beschäftigung mit Tieren oder auch Gartenarbeit. All die bisher beschriebenen Übungen betrachtet man als »informelle Achtsamkeit«. Man übt also achtsam eine Tätigkeit aus. Dazu gehören auch die Themen Essen und Ernährung.

Große Übungen – formelle Achtsamkeitsübungen – unter Anleitung

Bisher habe ich dir einige Minipausen, also Miniachtsamkeitsübungen, gezeigt, die es dir ermöglichen, mehrmals täglich kleine Pausen zu machen. Trotzdem sind größere und längere Einheiten Achtsamkeit wichtig, um wirklich eine große Veränderung bewirken zu können. So gibt es neben informellen Achtsamkeitsübungen auch die formellen, also angeleiteten, Übungen. Hier ist die Bandbreite enorm! Von einem Bodyscan – also einer angeleiteten Reise durch den Körper – über eine Sitzmeditation, eine Gehmeditation oder einer Traumreise bis hin zu Tanzen bei Musik ist hier vieles möglich. Auch hier gilt es, sich mal darauf einzulassen und zu spüren, was dir guttut und womit du gut klarkommst! Vielleicht liegt dir eher eine Übung in Bewegung oder aber lieber doch im Liegen. Vielleicht schickst du deine Gedanken lieber an einen Lieblingsort, statt den Atem zu beobachten … ich möchte dich einladen, mal einige Dinge auszuprobieren, nur dann kannst du feststellen, was dir guttut!

Achtsamkeitsmeditation Lieblingsort: Setze dich an einen ruhigen Ort, sorge dafür, dass du zehn Minuten ungestört sein kannst. Wenn du magst, zünde dir eine Kerze an und stelle dir ein Glas Wasser oder eine Tasse Tee bereit.

- Nehme eine aufrechte Haltung ein – entweder auf dem Boden im Schneidersitz, oder gerne auch auf einem Stuhl. Wichtig ist, aufrecht und würdevoll zu sitzen.

- Nehme nun ein paar tiefe Atemzüge, sage dir, dass es in den nächsten Minuten nichts für dich zu tun gibt, außer sich um dich zu kümmern.

- Schließe deine Augen und stelle dir deinen Lieblingsort vor: Vielleicht eine Bank irgendwo auf einer Wiese, vielleicht am Strand am Meer oder See oder auch in den Bergen. Schau mal, was dein Lieblingsort ist. Entscheide dich für einen Ort und bleibe bei dieser Übung immer an demselben Ort. Zu einem späteren Zeitpunkt, wenn du diese Übung nochmal machst, kannst du einen anderen Ort wählen.

- Betrachte deinen Lieblingsort: Was kannst du dort alles sehen? Schaue dir alles genau an, mit einer kindlichen Neugierde, schaue auch nach Farben und Formen. Was kannst du alles sehen? Vielleicht Bäume und Blumen, Wasser, Sand, vielleicht aber auch Häuser, Menschen und Straßen? Betrachte alles genau!

- Höre mal, was du an deinem Lieblingsort hören kannst – vielleicht das Rauschen des Meeres, das Rascheln von Blättern im Wind, vielleicht aber auch Stimmen und klappern von Kaffeetassen? Vielleicht pfeift aber auch einfach nur ein Vogel sein Lied. Höre mal, was du an deinem Lieblingsort hören kannst!

- Rieche mal: Was kannst du hier riechen? Der Duft von gemähtem Gras, Blumen, vielleicht riechst du aber auch Wasser, Sonnencreme oder aber etwas zu essen? Rieche mal, wie es an deinem Lieblingsort riecht!

- Vielleicht kannst du sogar etwas schmecken – eine salzige Prise vom Meer, vielleicht hast du soeben noch etwas gegessen oder getrunken. Schmecke mal, vielleicht kannst du etwas wahrnehmen!

- Und nun fühle, was du an deinem Lieblingsort fühlen kannst. Vielleicht das Holz der Bank, auf der du sitzt, vielleicht aber auch Sand, Blätter oder Steine? Fühle mal, wie hart, rau oder vielleicht auch weich das ist?

- Jetzt nehme dich nochmal mit allen Sinnen hier an deinem Lieblingsort wahr. Spüre, wie es dir geht.

- Verabschiede dich nun von deinem Lieblingsort, und wenn du magst komme gerne bald wieder. Nimm einen tiefen Atemzug, strecke die Arme und öffne deine Augen!

Wenn dir diese Übung gutgetan hat, mache sie gerne immer wieder mal. Dein Körper kennt dann dieses Gefühl und kommt sehr schnell in einen entspannten Zustand.

Achtsamkeitsübung Bodyscan: Für die Achtsamkeitsübung Bodyscan nehme dir bitte mindestens 15 Minuten Zeit und wähle einen Platz, an dem du dich wohl fühlst und du auch ungestört bleiben kannst.

- Suche dir einen ruhigen Ort. Lege dich auf eine Matte oder auch gerne auf eine Matratze und nehme dir ein Kissen für deinen Kopf und gerne eine leichte Decke, damit dir nicht kalt ist. Du solltest die Zeit über gut liegen können und nicht abgelenkt sein!

- Spüre, ob du gut liegst. Schaue, ob du deine Hände neben den Oberkörper legen kannst und strecke die Beine aus.

- Schließe die Augen, sage dir, dass jetzt nur du dran bist und alles andere warten muss. Zur Not schreibe dir noch ein paar Notizen, damit du vollkommen bei dir sein kannst.

- Lenke deine Aufmerksamkeit auf deinen Atem. Spüre, wie er ganz von alleine kommt und wieder geht. Spüre auch die kleine Atempause zwischen Ausatmen und wieder Einatmen.

- Richte deine Aufmerksamkeit auf deine Füße. Vielleicht magst du bei deinem rechten Fuß beginnen. Spüre in jeden deiner Zehen, wandere dann mit deiner Aufmerksamkeit bis runter zu den Fersen und wiederhole das Ganze mit dem linken Fuß. Nehme wahr was ist und werte nicht.

- Nun sind deine Fußgelenke dran. Wie geht es deinen Fußgelenken heute? Beim ersten Mal ist das vielleicht eine seltsame Vorstellung, lass dich darauf ein und spüre.

- Wandere dann mit deiner Aufmerksamkeit in deine Unterschenkel. Vielleicht kannst du wahrnehmen, wie deine Waden den Boden berühren, vielleicht auch, wie dein Schienbein die Hose streift. Spüre mal, wie es deinen Unterschenkeln geht.

- Nun richte deine Aufmerksamkeit auf deine Knie, erst die eine Seite dann die andere. Spüre mal, was du hier wahrnehmen kannst. Auch hier bitte nicht bewerten, annehmen, so wie es ist!

- Wandere nun mit deiner Aufmerksamkeit in deine Oberschenkel. Spüre was du hier empfinden kannst. Vielleicht kannst du einen Unterschied zwischen dem rechten und dem linken Oberschenkel wahrnehmen?

- Richte deine Aufmerksamkeit auf deine Hände. Beginne bei deiner Schreibhand. Fühle, wie es deinen Händen heute geht. Vielleicht kannst du die viele Arbeit hier noch spüren, vielleicht kannst du auch einen Unterschied zwischen der Schreibhand und der anderen Hand wahrnehmen? Spüre nacheinander in alle Finger und gehe weiter in die Handfläche. Danach beachte auch noch die Handgelenke.

- Nun wandere mit deiner Aufmerksamkeit über deine Unterarme, die Ellenbogen bis hin zu den Oberarmen. Wie geht es dir da? Was kannst du wahrnehmen? Annehmen und nicht werten.

- Nun gehen wir wieder tiefer zu deinem Gesäß. Spüre, wie dein Gesäß auf dem Boden aufliegt und dich trägt. Nehme wahr, wie es dir dort geht.

- Und dann wandere mit deinen Gedanken ganz langsam deinen Rücken hoch bis zu den Schultern – über den unteren Rücken, über die Brustwirbelsäule bis hinein in die Schultern. Nehme hier wahr wie es dir geht, werte aber nicht. Nehme an, was du empfindest.

- Spüre, wie sich dein Nacken anfühlt. Oft sind hier Verspannungen zu spüren. Nehme wahr und nehme es an, als Hinweis, dass es heute vielleicht hektisch war. Vielleicht kannst sich etwas lösen, wenn du es annimmst.

- Nun richte deine Aufmerksamkeit in deinen Kopf. Wie fühlt es sich hier an? Was kannst du spüren?

- Lenke deinen inneren Blick dann auf deine Augen, wie sie in ihrer Höhle liegen, geschlossen und ruhen. Wie geht es deinen Augen?

- Nun wandere mit deiner Aufmerksamkeit zu deinem Unterkiefer. Spüre, ob du hier eine Anspannung wahrnehmen kannst. Dies ist unser stärkster Muskel und bei Stress spannen wir diesen häufig an. Nehme was wahr und werte nicht. Sei dankbar, Hinweise wahrnehmen zu können.

- Richte schließlich deine Aufmerksamkeit wieder auf deinen Atem. Vielleicht fällt es dir einfacher, wenn du dazu deine Nase beachtest – hier kannst du spüren, wie der Atem ein- und ausströmt.

- Bleibe nun noch einige Momente in Ruhe liegen, lass dich treiben und bleibe bei deinem Atem. Wenn du magst kannst du hierzu gerne leise Musik laufen lassen.

Wenn du die Übung beenden möchtest, atme zwei- bis dreimal tief ein und aus, strecke dich und räkel dich und komme ganz langsam nach oben. Beim nächsten Mal kannst du diese Übung übrigens auch mit meinem Audio hierzu machen!

Achtsamkeitsübung Atemmeditation: Diese Übung kann tatsächlich nur an einem wirklich ruhigen Ort gelingen. Suche dir also einen für dich passenden Ort und richte es dir dort gut ein – beispielsweise bereite dir eine Tasse Tee oder auch einfach ein Glas Wasser vor, dämme das Licht, zünde dir vielleicht eine Kerze an. Das kann alles, muss aber nicht – ja nach Typ und Laune!

- Nehme dir einen Stuhl oder ein Kissen und setze dich darauf. Am besten im Schneidersitz oder einfach in einer aufrechten Art und Weise. Schließe deine Augen. Wenn du merkst es kommen noch Gedanken, wie zu erledigende Dinge, in deinen Kopf, nimm dir gerne noch einen Moment und notiere sie, damit sie aus deinem Kopf können.

- Nun schließe nochmals deine Augen, nehme einen tiefen Atemzug, und noch einen. Sage dir, dass es jetzt für dich nichts zu tun gibt, nur hier bei dir zu sein.

- Richte deine Aufmerksamkeit auf deinen Atem, wie er kommt und wieder geht – ein und wieder aus.

- Spüre, wo in deinem Körper du deinen Atem am besten wahrnehmen kannst; vielleicht in deiner Nase, wie er ein- und wieder ausströmt, oder aber in deiner Brust, die sich hebt und wieder senkt, oder aber auch in deinem Bauch, der sich weitet und wieder zusammen geht. Spüre, wo du deinen Atem am besten bemerkst und bleibe bei diesem Körperteil mit deiner Aufmerksamkeit.

- Ein und wieder aus.

- Vielleicht bemerkst du, wie deine Gedanken abschweifen – zu all dem, was noch zu tun ist oder auch was war. Nehme es wahr und sag dir, dass das alles später Zeit hat. Kehre mit deiner Aufmerksamkeit sanft wieder zurück zu deinem Atem.

- Ein und wieder aus.

- Spüre, ob die die kleine Atempause zwischen Ausatmen und wieder Einatmen wahrnehmen kannst; wie der Einatem mit voller Kraft wieder kommt – ohne, dass du etwas dazu tun musst.

- Ein und wieder aus.

- Vielleicht bemerkst du Gedanken wie »das kann ich gar nicht« oder »das funktioniert bei mir nicht« – nehme den Gedanken wahr und an und kehre mit deiner Aufmerksamkeit wieder zurück zu deinem Atem.

- Ein und wieder aus.

- Vielleicht bemerkst du, dass du »denkst« – das ist ganz normal, wir denken immer. Nehme es wahr und an, werte es nicht im Sinne von »wie blöd von mir«, sondern kehre freundlich wieder zurück mit deiner Aufmerksamkeit.

- Ein und wieder aus.

- Spüre, ob du noch gut sitzt oder dich irgendwo unwohl fühlst. Wenn ja, korrigiere dies und komm mit deiner Aufmerksamkeit wieder zurück zu deinem Atem.

- Ein und wieder aus.

- Manchmal kann es einem auch ein bisschen schläfrig wie in Trance werden. Nehme dies wahr und komm mit deiner Aufmerksamkeit wieder zurück zu deinem Atem.

- Ein und wieder aus.

- Nun sage dir, dass die Übung gleich beendet ist. Nehme einen tiefen Atemzug, öffne deine Augen, strecke dich und komm zu dir. Nehme dir doch noch einen Moment und spüre, wie es dir geht.

Diese Übung kann anfangs irre schwer sein. Die Gedanken zu beruhigen und mit der Aufmerksamkeit im Hier und Jetzt zu bleiben ohne eine andere Beschäftigung, kann sich fast quälend anfühlen. Versuche es und gehe mit dem Wissen hin, dass es schwerfällt, etwas Zeit und Übung braucht. Wenn du aber ein bisschen Übung hast, kannst du diese Atemmeditation von anfänglich vielleicht drei Minuten immer weiter ausdehnen und so Ruhe finden. Und du und dein Körper, ihr kennt die Übung. Damit kannst du dich auch zwischendurch ein paar Momente auf deinen Atem konzentrieren und findest so schnell wieder zur Ruhe – so wie zuvor die »Minipause Atemcheck« beschrieben ist. Du profitierst also von dieser Übung im doppelten Sinne – einmal direkt durch die erfahrene Entspannung und dann indirekt durch die Übung in die damit vereinfachte und schnelle Möglichkeit durch drei bis vier Atemzüge zur Entspannung zu gelangen!

Achtsamkeitsübung Gehmeditation: Die Gehmeditation ist eine wunderbare Übung, wenn du für dich festgestellt hast, dass du besser entspannst, wenn du dich bewegst. Für einige ist eine Übung im Sitzen oder Liegen angenehmer, für andere eine Übung im Alltag wie achtsames Wäschezusammenlegen und achtsam einen Kaffee trinken. Und mit der Gehmeditation möchte ich dir eine weitere Übung zeigen, um dir noch mehr Möglichkeiten zur Auswahl zu bieten, damit du das Passende für dich findest.

Die Gehmeditation kannst du am besten draußen an einem für dich schönen Ort machen. Nimm dir dazu bitte eine halbe Stunde Zeit. Führe die einzelnen Anleitungen immer so lange aus, wie es für dich gut ist, rase aber auch nicht zu schnell durch diese Übung. Nimm dir für jede Beobachtung mindestens zwei bis drei Minuten Zeit. Wir beginnen mit einer Fokussierung auf das »Außen« und gehen dann in das »Innen« über – und das alles im Gehen:

- Beginne nun zu gehen, in einem für dich angenehmen Tempo. Lenke deine Aufmerksamkeit auf alles, was du um dich herum sehen kannst. Schau dir an, was das ist, schaue auf die Farben und Formen, sei kindlich neugierig, als würdest du zum ersten Mal hier gehen (vielleicht ist das ja auch so).

- Nun richte deinen Fokus auf das Hören – was kannst du hier hören? Vogelgezwitscher, den Wind oder aber Stimmengewirr. Höre auch mal, wie sich dein Gehen anhört – vielleicht knirscht der Kies unter dir oder das Laub raschelt?

- Vielleicht magst du auch mal riechen – kannst du den Duft von Blumen oder vielleicht des Waldes, Gras oder Heu riechen?

- Und nun spüre die Bewegung in deinem Körper – zunächst im Ganzen. Beobachte nun, welche Körperteile bewegen sich mit, welche sind fast bewegungslos? Erkennst du einen Rhythmus?

- Nun richte deine Aufmerksamkeit auf deinen Kopf – kannst du die Bewegung hier ebenfalls wahrnehmen und wenn ja, wo genau? Wie fühlt sich das an?

- Spüre in deine Hände und Arme, spüre, wie sie in der Bewegung mitgehen und schwingen. Fühle mal, ob der linke und der rechte Arm genau gleich weit vor und zurück schwingen. Spüre ganz bewusst den Rhythmus.

- Richte deine Aufmerksamkeit auf deinen Oberkörper – vielleicht kannst du hier die Bewegung auch wahrnehmen? Vielleicht auch im Sinne einer verstärkten Atmung und wenn ja, wo genau?

- Spüre nun in deine Hüfte und in dein Gesäß. Kannst du wahrnehmen, wie es schwingt? Hin und her und hin und her. Spüre, ob du einen Rhythmus erkennen kannst und diesen beobachten kannst.

- Nun richte deine Aufmerksamkeit in deine Oberschenkel. Versuche zu spüren, wann welcher Muskel anspannte und wieder entspannt. Wenn du das Bein anhebst, sind andere Muskeln aktiv, wie wenn du das Bein wieder loslässt. Vielleicht ist es einfacher für dich, erst das eine Bein und dann das andere Bein zu betrachten.

- Gehe jetzt ein Stück tiefer in deine Unterschenkel und betrachte auch hier, wie die Muskeln sich bei der Bewegung an- und wieder entspannen.

- Achte nun auf deine Füße. Spüre, wie ein Fuß nach dem anderen den Boden berührt, beginnend mit der Ferse, abrollt und dann wieder abhebt. Vielleicht magst du deinige Schritte auf den Zehenspitzen gehen. Beobachte, ob sich nun etwas anders anfühlt als vor dem Gang auf den Zehenspitzen. Gehe nun ein paar Momente auf der Ferse und spüre hier auch wieder, ob sich etwas verändert hat.

- Spüre dann die Bewegung als Ganzes in deinem ganzen Bein – anheben – vorschieben – aufsetzen und abrollen. Bleibe bei dieser Art Mantra für einige Minuten: anheben – vorschieben – aufsetzen – abrollen.

- Bleibe nun stehen, spüre für ein paar Momente, wie es dir nun geht. Am besten du schließt hierbei die Augen.

Auch diese Übung braucht einiges an Zeit und du kannst sie gerne ausdehnen. Wenn du diese Übung einige mal gemacht hast, kannst du dir auch Elemente aussuchen und sie im Alltag einbauen. Beispielsweise gehe ein paar wenige Minuten auf dem Weg zur Arbeit achtsam und betrachte alles mit kindlicher Neugier. Oder gehe ein paar Minuten mit dem Fokus auf anheben – vorschieben – aufsetzen und abrollen. So hast du wiederum die Übung durch die lange Version und kannst dann mit einer ganz kurzen Übung in wenigen Minuten wunderbar zwischendurch achtsam sein und dich erholen.

Achtsame Kommunikation

Und nun noch – wie bereits vorher angesprochen – etwas zur Achtsamen Kommunikation. Das größte Geschenk, was wir anderen geben können, ist unsere wirkliche Aufmerksamkeit und Anwesenheit. Jemandem ehrlich, offen und nicht wertend zuzuhören geschieht nicht immer und selbstverständlich! Wenn dies in der Interaktion mit anderen Menschen nicht geschieht, kommt es leider immer wieder zu Missverständnissen und Konflikten, was ein großes Stresspotenzial darstellt. Deshalb ist es wichtig zu versuchen, achtsam in der Kommunikation mit anderen Menschen zu sein, egal ob es sich dabei um Familienmitgliedern, Freunden, Bekannten, Arbeitskollegen oder lediglich um Zufallsbegegnungen handelt.

Achtsame Kommunikation

GEHE IN KONTAKT MIT DIR SELBST	Nehme wahr, wie es dir geht und was für Gefühle du wahrnehmen kannst.
OFFENE PRÄSENZ	Schau was ist und was wirklich schlimm ist und was sein könnte.
KONTAKT ZUM GEGENÜBER HERSTELLEN	Versuche dich in den anderen reinzuversetzen: Was denkt er, wie geht es ihm in der Situation und was könnte er fühlen?
ÄUSSERE DEINE BEDÜRFNISSE	Sprich in Ich-Botschaften

Beispiel aus dem Alltag: Um sich der Wichtigkeit der Achtsamen Kommunikation bewusst zu werden, schauen wir auf ein Beispiel einer Beziehung: Ausgemacht war, dass der Mann heute den Einkauf übernimmt, weil es für die Frau zu spät wird. Die Frau kommt nach Hause und möchte das Abendessen zubereiten, bemerkt, dass der Einkauf nicht erledigt wurde. Wütend und aufgebracht motzt sie ihren Mann an: »Du hast schon wieder den Einkauf vergessen!«. Der Mann fühlt sich angegriffen – zum einen von dem »Du«, aber auch von dem »schon wieder« und geht automatisch in die Abwehrhaltung. Das Ganze schaukelt sich zu einem richtigen Streit auf. Und hier setzt die Achtsame Kommunikation ein (siehe Kasten auf Seite 151).

Möglicher Lösungsweg: Gehen wir unser Beispiel anhand der vier Schritte im Kasten auf Seite 151 durch: Als die Frau den nicht erledigten Einkauf bemerkt, könnte sie kurz innehalten und sich fragen, was dies mit ihr macht. Sie bemerkt vielleicht, dass sie enttäuscht ist, dass sie nun nicht das Lieblingsessen kochen kann oder dass sie wütend ist, dass sie sich nicht auf Abmachungen verlassen kann. Im nächsten Schritt könnte sie sich überlegen, ob es das wirklich Wert ist, sich so zu stressen und aufzuregen, sich dann vielleicht auch noch zu streiten. Dann war nicht nur der Tag stressig, sondern es steht ihr auch ein stressiger Abend mit schlechter Stimmung bevor. Nun sollte sie sich versuchen in ihren Mann reinzuversetzen: Vielleicht hatte er einen stressigen Tag, vielleicht ist etwas Außergewöhnliches passiert und er konnte nicht einkaufen gehen? Sie weiß nicht, was zum Vergessen geführt haben könnte! Nun könnte sie ganz ruhig zu ihm gehen und beispielsweise Folgendes formulieren: »Ich habe gesehen, dass der Einkauf gar nicht erledigt ist. Das enttäuscht mich ein bisschen, da ich wirklich einen stressigen Tag hatte und jetzt nicht nochmal los möchte.« Da nur im »ich« und in »Bedürfnissen« gesprochen wird und er nicht angegriffen wird, muss er sich nicht verteidigen und rechtfertigen. Er könnte beispielsweise antworten: »Ich hatte ein wirklich schwieriges Kundengespräch heute Nachmittag und dann habe ich es total vergessen. Es tut mir leid.« Hierauf wiederum kann die Frau dann empathisch reagieren und es müssen keine Vorwürfe erfolgen. Beispielsweise könnte sie nun sagen: »Na ja, nicht so schlimm, dann bestellen wir uns heute Abend etwas von unserem Lieblingsitaliener«. Und er könnte antworten: »Prima und gleich morgen früh gehe ich einkaufen«.

Ein triviales Beispiel, worin jedoch klar wird, wie leicht Stress in der Kommunikation und Konflikten durch Achtsamkeit aus dem Weg gegangen werden kann.

Bewegung – optimale Stressbewältigung

Bisher haben wir die Möglichkeit beleuchtet, mit relativ kleinen Zeitfenstern Pausen einzubauen und die Achtsamkeit zur Stressbewältigung nutzen zu können. Nun steht ein wesentlicher Hebel zum Abbau von Stress an: die Bewegung. Und damit ist Bewegung gemeint, die regelmäßig, also als fester Bestandteil der Woche, gemacht wird.

Vielleicht hast du vorhin bei deiner Ideensammlung, wie du am besten entspannst, Bewegung oder Sport wie joggen, walken, schwimmen, Yoga oder Rad fahren angegeben. Und das ist auch gut so und logisch! Denn Bewegung ist ideal, um Stress abzubauen.

Abläufe im Körper: Unser Körper bereitet sich in einer Stressreaktion auf Angriff oder Flucht vor, auf die eigentlich immer eine Bewegung folgt – zumindest war das früher, zu Urzeiten, immer der Fall. Durch diese Bewegung wird unser Körper in den Normalzustand, also den entspannten Zustand, zurückversetzt. Stellen wir uns vor, wir liegen nach dem Stress aber beispielsweise auf der Couch. Dann können zwar unser Herzschlag und unser Blutdruck und auch die verstärkte Atmung wieder runterfahren, aber unsere gesamte Muskulatur steht noch unter Spannung. Auch die zuvor ausgeschütteten Stresshormone Adrenalin, Noradrenalin und Cortisol zirkulieren noch in unserem Körper. Und hier hilft uns Bewegung: Es gelangt mehr Sauerstoff in unsere Zellen und der Stoffwechsel kommt in Schwung. Daraufhin sinken die in der Stressreaktion erhöhten Blutzucker- und Blutfettwerte wieder. Zudem steigt die Produktion von Glückshormonen wie Endorphine und Serotonin. Diese machen uns glücklich, weil sie unter anderem die Stresshormone neutralisieren. Du musst dir vorstellen, dass unsere Muskulatur – absurderweise – nur entspannen kann, wenn sie sich zuvor angespannt hat.

Progressive Muskelentspannung: Vielleicht hast du schon mal von »Progressiver Muskelentspannung« gehört. Diese macht sich das Schema zu Nutzen: Du spannst bewusst beispielsweise deinen Unterarm an und lässt ihn danach los – so hilft dir leichter Sport durch eine erneute Spannung in die Entspannung zu kommen. Sonst ist es schwierig, die aufgebaute Muskelspannung zu reduzieren. Übrigens profitieren auch diejenigen von Bewegung, die sich abends müde und erschöpft fühlen; man wird aktiviert und vitalisiert, ohne sich zu verausgaben. Auch hier ist eine Balance und Ausgewogenheit wichtig – es wird auch von Spannungsregulation gesprochen, was eben einer Balance zwischen Anspannung und Entspannung entspricht. Dies ist wiederum individuell und muss sich für dich gut anfühlen.

Moderate Bewegung: Wahrscheinlich fragst du dich: Welche Bewegung oder Sport sind geeignet, um Stress abzubauen? Hier gilt ganz klar die Regel, dass leistungsorientierter Sport ungeeignet ist. Dieser kann zusätzlichen Stress und Spannung auslösen. »Ich muss heute 10 Kilometer laufen«, oder »dreimal Training in der Woche sollte es schon sein« oder auch: »Heute muss ich 500 Höhenmeter schaffen«, sind passende Beispiele für Bewegungen, die vielleicht bei dir Stress erzeugen können. Für dich sollte eine leichte Bewegung sein, die anstrengt, dich aber nicht überfordert. Und die Bewegung sollte dir Spaß bereiten. Denn sonst wirst du dich dazu zwingen müssen und schon wieder entsteht Stress. Gönne deinem Körper besser angenehme Entspannung und eine wohltuende Möglichkeit zum Runterschalten

Das Richtige finden: Gehe also in der Suche nach der richtigen Bewegung auch so vor, dass du Dinge findest, die dir wirklich Freude bereiten, probiere vielleicht etwas Neues aus oder besinne dich darauf, was du als Kind gerne gemacht hast. Und dann schaue, wie viel Bewegung dir guttut und du brauchst. Schwierig ist es hier, genaue Regelungen und Empfehlungen zu geben. Bewegung in jeglicher Form, also auch Treppensteigen, kleine Wege mit dem Rad oder zu Fuß jeden Tag eingebaut, ist wirklich gut und kannst du auch nicht zu viel machen. Zusätzlich zwei- bis dreimal die Woche eine Sport- bzw. Bewegungseinheit mit 30 Minuten wäre optimal. Wenn du erst beginnst, suche dir gute Zeitfenster in deiner Woche und plane sie fix in deinen Zeitplan ein. Beginne sofort, den richtigen Zeitpunkt gibt es eh nie.

Suche dir etwas, das dich motiviert dies durchzuhalten und dauerhaft zu machen, vielleicht ein Team, eine Mannschaft, ein Sportverein, einen Freund oder einfach nur jemanden, der dich immer wieder mal fragt, ob du noch dabei bist. Oder du entscheidest dich für eine Belohnung, wenn du einige Zeit durchgehalten hast. Veränderung dauerhaft umzusetzen ist anstrengend. Wenn du dies aber vier bis sechs Wochen gemacht hast, ist es eine neue Routine und es geht quasi von alleine. Unterstützen werden dich übrigens die beim Sport produzierten Glückshormone, eine Belohnung, die von ganz alleine und völlig kostenlos kommt.

Muskelaufbau: Mit Bewegung schaffst du es aber nicht nur, deinen Stresslevel runterzufahren. Bewegung hilft dir auch, Muskeln zu erhalten und aufzubauen, die wiederum mehr Energie benötigen als Fettgewebe – übrigens auch im Ruhezustand. Das bedeutet, dass du selbst beim Nichtstun mehr Energie verbrennst, wenn du mehr Muskeln hast. Und dies wiederum ist auch wichtig, um deinen Stressbauch loszuwerden.

Rechenbeispiel: Nur um dir mal ein Gefühl zu geben: Ein Kilogramm Fett entspricht 9100 Kilokalorien. Um diese zu verbrennen und loszuwerden, müsstest du zwischen 18 bis 30 Stunden Sport machen, bei einem Energieverbrauch von 300 bis 500 Kilokalorien je Stunde. Nehmen wir mal an, du würdest gerne 10 Kilogramm abnehmen, dann wären das 180 bis 300 Stunden Sport – das sind schon eine Menge! Bitte lasse dich durch diesen kurzen Ausflug in die Zahlenwelt der Kalorien nun nicht entmutigen. Alles, was du nun angehst und verbesserst, soll langfristig und dauerhaft sein. Und mit diesem Buch hast du alle relevanten Hebel und Maßnahmen zur Reduktion deines Gewichtes an der Hand – Ernährung, Bewegung und Umgang mit Stress.

Einen letzten Hinweis zum Thema Bewegung noch: Im vorderen Bereich des Buches (Seite 77 ff.) haben wir das Thema »Ersatzstrategie statt Essen« beleuchtet. Denke hier nochmal drüber nach, ob Bewegung/ Sport für dich eine Ersatzstrategie sein könnte und wenn ja, werde ganz konkret!

Template – Mein persönlicher Plan

Schreibe hier auf, was du dir vornimmst:

ZUR ERHOLUNG, ENTSPANNUNG UND REGENERATION

Welche Minipausen mache ich täglich und mit welcher Alltagstätigkeit verknüpfe ich dies, um es nicht zu vergessen?

Welche Achtsamkeitsübung formeller Art unter Anleitung möchte ich gerne öfters, also mehrmals die Woche machen und wenn ja, wann?

Welche informelle Achtsamkeitsübung (Minipause) kann ich mir zum regelmäßigen Üben vorstellen?

Welche Entspannung und Erholung erlaube und reserviere ich mir monatlich, welche jährlich?

Was ist nicht verhandelbar?

Welche Art von Bewegung und Sport baue ich zukünftig in meine Woche ein und wie häufig?

Wie stelle ich sicher, dass ich dies auch wirklich umsetze?

Was brauche ich noch, damit meine Erholung und Entspannung dauerhaft die Priorität erhalten, die sie brauchen?

Mein persönlicher Plan zur Erholung, Entspannung und Regeneration

Nutze die auf Seite 155 stehende Schablone (englisch »template«), um deine Gedanken zu sortieren und dir einen Plan zu erstellen, wie du in Zukunft auf dich achten möchtest. Sei auf der einen Seite realistisch, was tatsächlich machbar ist und sei auf der anderen Seite mutig, etwas Neues anzufangen.

Kognitive Stressbewältigung

Kommen wir noch zu der Frage: Was ist kognitive Stressbewältigung? Wenn wir uns auf die Stressampel besinnen (siehe Seite 9ff.), haben wir nun Lösungsmöglichkeiten im oberen Bereich, also der instrumentellen Stressbewältigung, und im unteren Bereich, der regenerativen Stressbewältigung, behandelt. Du erinnerst dich: Die instrumentelle Stressbewältigung war der Umgang mit allem, was von außen an uns herangetragen wird. Wir haben etwa über Zeitmanagement mit der Eisenhower-Matrix gesprochen (siehe Seite 126ff.). Und die regenerative Stressbewältigung waren alle Möglichkeiten zur Regeneration und zur Entspannung, beispielsweise Bewegung und Achtsamkeit.

Glaubenssätze verändern als langfristige Erfolgsmethode

Im Folgenden betrachten wir den mittleren Bereich der Stressampel: die kognitive Stressbewältigung. Auch hier zeigen wir Lösungsmöglichkeiten auf, die nachhaltig wirken sollen. Dies ist der wohl schwierigste Bereich aber gleichzeitig auch einer der nachhaltigsten Bereiche. Es geht darum Glaubenssätze zu verändern und zu verinnerlichen.

Doch was bedeutet »kognitiv«? Der Begriff kognitiv kommt vom lateinischen Wort »cognoscere«, was für »wissen« und »erkennen« steht. Er bezeichnet Funktionen, die mit Wahrnehmung, Lernen, Verstehen, Erinnern, Denken und Wissen in Zusammenhang stehen. Wir nähern uns der Bedeutung der kognitiven Stressbewältigung indem wir uns an die Eisenhower-Matrix erinnern. Vielleicht ist es dir da bereits aufgefallen: Auch wenn du diese Matrix noch so gut anwendest, wird es dir nicht gelingen »nein« zu sagen, wenn dir ein entsprechender Glaubenssatz dazwischen grätscht.

Festgefahrene Glaubenssätze verursachen Stress

Möchtest du dir endlich die Zeit für deine Erholung und Regeneration nehmen und dies mit deinem Partner/deiner Partnerin bzw. deiner Familie abstimmen, wird es dir schwerfallen, wenn du gewisse Glaubenssätze wie »ich darf nicht nein sagen« in dir trägst. Die Bewertung, was für dich wichtig ist, fällt allen Perfektionist*innen natürlich schwer; hier gibt es keine Abstufung. Alles muss perfekt erledigt werden und alle Themen haben somit auch dieselbe Priorität. Aufgaben abzugeben und zu delegieren, fällt jemanden mit einem entsprechenden Glaubenssatz wie »alles unter Kontrolle haben« extrem schwer und muss erst (neu) gelernt werden. Somit können alle noch so tollen Lösungsmöglichkeiten nicht in vollem Umfang fruchten, wenn die inneren Kognitionen, also die inneren Denkweisen, dem entgegenstehen. Wir sprechen in diesem Zusammenhang von Stressverstärkern, da sie die von außen an uns herangetragene Situation bzw. Stressoren verstärken.

Um die Bedeutung dieser Kognitionen bzw. Denkweisen für unser Stressgeschehen noch ein bisschen deutlicher und verständlicher zu machen, starten wir mit einer Geschichte aus Paul Watzlawick's »Anleitung zum Unglücklichsein«:

Die Geschichte mit dem Hammer: Ein Mann will ein Bild aufhängen. Den Nagel hat er, nicht aber den Hammer. Der Nachbar hat einen. Also beschließt unser Mann, hinüberzugehen und ihn auszuborgen.

Doch da kommen ihm Zweifel: Was, wenn der Nachbar mir den Hammer nicht leihen will? Gestern schon grüßte er mich nur so flüchtig. Vielleicht war er in Eile. Aber vielleicht war die Eile nur vorgeschützt, und er hat etwas gegen mich. Und was? Ich habe ihm nichts angetan; der bildet sich da etwas ein. Wenn jemand von mir ein Werkzeug borgen wollte, ich gäbe es ihm sofort. Und warum er nicht? Wie kann man einem Mitmenschen einen so einfachen Gefallen abschlagen? Leute wie dieser Kerl vergiften einem das Leben. Und dann bildet er sich noch ein, ich sei auf ihn angewiesen. Bloß weil er einen Hammer hat. Jetzt reicht's mir wirklich. – Und so stürmt er hinüber, läutet, der Nachbar öffnet, doch noch bevor er »Guten Tag« sagen kann, schreit ihn unser Mann an: »Behalten Sie Ihren Hammer, Sie Rüpel!«

Ganz klar geht aus dieser Geschichte hervor, dass die Denkweisen des Mannes, die ja nun ohne jeglichen Kontakt mit dem Nachbarn entstanden sind, seine Stressreaktion hervorgerufen haben. Es gab noch keinen Anlass, er hatte nicht mit dem Nachbarn gesprochen und seine Bitte vorgetragen, es waren nur seine Gedanken! Diese Gedanken haben ihn so unter Wut/Erregung und somit Stress gesetzt, dass er eine sehr deutliche Stressreaktion hatte!

Die Zitronenübung: Als nächstes lade ich die ein, eine kleine Übung zumachen: die Zitronenübung. Am besten liest du dir erst diesen kurzen Abschnitt der Anleitung durch und führst dann die Übung mit geschlossenen Augen durch, um den Fokus ganz auf dich und deiner Reaktion haben zu können:

- Schließe deine Augen. Stelle dir vor, du bist auf einem wunderschönen Zitronenhain mitten auf Sizilien. Die Sonne scheint, es ist warm und du schlenderst zwischen den Bäumen umher.

- Suche dir eine der knallgelben und leuchtenden Zitronen aus und pflücke sie dir. Nehme dein Taschenmesser und schneide sie in der Mitte auseinander.

- Rieche an der Frucht. Träufle einige Tropfen des Zitronensaftes auf deine Zunge. Fühle genau, was mit dir passiert.

Was ist gerade passiert? Im Normalfall hast du dir die Situation gut vorstellen können. Da du sicher bereits mal eine Zitrone gegessen hast, kennt dein Körper die Säure. Normalerweise müsstest du die typische körperliche Reaktion im Mund auf Säure – dieses Zusammenziehen der Zunge und Speichelfluss – bemerkt haben.

Und, hast du soeben eine Zitrone gegessen? Nein, der Speichelfluss war die körperliche Reaktion auf deine Vorstellung und Erfahrung beim Essen einer Zitrone! Hierdurch wird deutlich, dass auf ein in deinem Kopf entstandenes Bild bzw. Situation eine reale körperliche Reaktion erfolgen kann – bei unserem Thema meistens eine unerwünschte Stressreaktion.

Umdeutung von Situationen

Vielleicht fallen dir schon jetzt Situationen ein, in welchen du nur aufgrund deiner Denkweise in Stress gerätst? Und hier setzt die kognitive Stressbewältigung an! Die Dinge umdeuten und anders deuten, damit keine entsprechenden Bilder und Situationen, die eine Stressreaktion bedingen, erzeugt werden! Denn diese Stressreaktion ist ja keine willentlich eingetretene Reaktion, sie läuft stark automatisiert ab. Emotionale und körperliche Stressreaktionen eilen der Kognition – also der Wahrnehmung und dem Erkennen – voraus! Wir sind aber grundsätzlich in der Lage uns diese automatisierten und im Autopiloten erfolgenden Abläufe bewusst anschauen, erkennen und im nächsten Schritt auch umbewerten zu können. Und durch die Umbewertung von Situationen können wir diese Abläufe allmählich verändern. Der Autopilot ist wie eine breite große Autobahn, die du über Jahre gegangen bist. Diese Strecke wird genommen, wenn Situation X eintritt. Beim Erkennen und Verändern geht es darum, neue Wege zu identifizieren und diese zu gehen. Erst wie ein kleiner Trampelpfad, öfters gegangen, wird es ein Weg und irgendwann bist du soweit, dass du aktiv entscheiden kannst, welchen der Wege du gehen möchtest.

Und hier spielt auch die vorher beschriebene Achtsamkeit eine große Rolle: Wenn du achtsam mit dir selbst bist und deine Reaktionen beobachten aber nicht bewerten kannst, erreichst du damit eine innere Distanzierung von der Situation bzw. dem aktuellen Stressgeschehen. Und nur durch diese Distanz ist es überhaupt möglich, Lösungen im Bereich der Kognition zu finden! Du siehst also, Achtsamkeit bringt weit mehr als nur Entspannung und Regeneration, sondern auch eine andere Sicht auf die Dinge. Versuche das mit der Achtsamkeit, es wird ein Schlüssel zum Erfolg für dich sein! Dass die kognitive Stressbewältigung nicht trivial ist, soll dieses Beispiel verdeutlichen:

Fallbeispiel: Frau M. war seit längerer Zeit aufgrund des hohen Stresslevels und ersten massiven gesundheitlichen Auswirkungen bei mir in der Beratung. Nachdem wir einige Zeit an ihrer Entspannung und Regeneration gearbeitet haben und auch Möglichkeiten für sie gefunden haben, sich Zeitfenster hierfür zu schaffen, ging es an ihre Glaubenssätze. Für sie waren »perfekt zu sein« und in diesem Zusammenhang auch »pünktlich zu sein« unglaublich starke Stressverstärker. Deshalb arbeiteten wir an einem Beispiel, welches ihr Stress erzeugte, aber nicht wirklich kritisch war. Es ging ihr ums »zu spät kommen« bei Arztterminen. Schon vor der Fahrt zur Praxis war sie jedes Mal nahezu panisch, plante alles genau durch und fuhr immer rechtzeitig los. Sie kam völlig fertig und gestresst, aber immer pünktlich an. Um sie auf die Suche nach einem neuen Mantra zu bewegen, fragte ich:

- »Wie oft bist du denn bereits zu spät gekommen?« Die Antwort war: »nie«.
- »Was würde denn schlimmstenfalls passieren, wenn du zu spät kommst?« Ihre Antwort war: »Der Termin wäre vorüber, ohne dass ich was davon habe.«
- »Was würde deine Freundin dir denn raten?« Sie antwortete: »Chill mal, alles halb so schlimm.«

Nach diesen Fragen fiel es ihr wie Schuppen von den Augen und sie sagte: »Ich darf auch mal etwas falsch machen!« Dieses Mantra hat sie dann für sich und ihre alltäglichen Herausforderungen nochmals überprüft und es für gut befunden.

Da wir ja unsere Denkmuster und Glaubenssätze jahrelang im Autopiloten gefahren haben, muss das neue Mantra erstmal ankommen dürfen – also einen neuen Weg bzw. Trampelpfad erstellt werden. Dies haben wir gemacht, indem die Patientin sich ihr Mantra auf einen Zettel geschrieben hat und in ihre Schublade im Schreibtisch gelegt hat. Dann hat sie sich ein neues Armband gekauft, welches sie gedanklich mit dem Mantra verknüpft hat. Immer wenn sie nun ihr Armband angeschaut oder befühlt hat, dachte sie an ihr neues Mantra. Somit kam sie mehrmals täglich hiermit in Berührung und ist somit diesen Trampelpfad mehrmals gegangen. So wurde und wird Stück für Stück eine neue Autobahn daraus. Zusätzlich haben wir das Mantra auch noch an ihr Unterbewusstsein weitergegeben (siehe Seite 162ff.).

Die fünf häufigsten Stressverstärker

Der erste Schritt, um etwas verändern zu können, ist die Erkenntnis, dass etwas nicht in Ordnung ist oder uns sogar schaden kann. Somit schauen wir uns den Kasten auf Seite 160ff. an, welcher die häufigsten stressverschärfenden Glaubenssätze auflistet, die vorkommen. Beobachte beim Lesen mal, ob dir da etwas bekannt vorkommt. Bei der Erklärung ist wichtig: Es steht immer eine positive Eigenschaft hinter jedem Stressverstärker. Wie man dann auf eine neue Denkweise bzw. auf ein neues Mantra kommt, zeigen wir später im nächsten Schritt.

TYP	BESCHREIBUNG	TYPISCHES VERHALTEN
»Sei perfekt«	Dieser Stressverstärker ist schon fast selbsterklärend, dennoch: Der Perfektionist /die Perfektionistin hat den Wunsch nach Erfolg, Anerkennung und Selbstbestätigung durch andere – also von außen – durch seine/ihre Leistung. Der Kern ist das Leistungsmotiv.	• ständig erreichbar sein • immer pünktlich sein • macht Überstunden, wenn nötig • kann schlecht delegieren • macht lieber alles selbst • stellt seine persönlichen Bedürfnisse hinten an
»Sei vorsichtig«	Der Wunsch hinter diesem Antreiber ist Sicherheit und Kontrolle, allerdings absolut überhöht ausgeprägt. Hieraus resultiert eine Angst vor Kontrollverlust, vor fehlerhaften Entscheidungen. Die Person scheut sich auch davor, Risiken einzugehen.	• vermeidet neue Situationen und Aufgaben • vermeidet Risiken • plant bis ins Detail und weit im Voraus, um auf Nummer sicher zu gehen • sammelt hierfür viele Informationen und benötigt deshalb viel Zeit
»Sei beliebt«	Der »sei beliebt«-Typ hat den überhöhten Wunsch nach Angenommen sein, Zugehörigkeit und Liebe zur Grundlage. Dies bedingt eine große Angst vor Kritik, Zurückweisung und Ablehnung durch andere.	• kann nicht »nein« sagen • will immer für alle da sein • versucht die Erwartungen der anderen zu erfüllen • stellt seine eigenen Bedürfnisse hinten an • hält seine Zusagen und Versprechen immer ein • äußert keine Kritik
»Sei stark«	Dieser Stressverstärker zeichnet sich durch einen überhöhten Wunsch nach Selbstbestimmtheit und Unabhängigkeit aus. Und gleichzeitig ist eine große Angst von Schwäche und Hilfsbedürftigkeit vorhanden. Dies ist speziell für Führungskräfte extrem schwierig, denn Delegieren und Aufgaben-abgeben sind mit diesem Denkmuster im Hinterkopf große Herausforderungen.	• macht alles selbst • arbeitet bis zum Umfallen • zeigt keine Schwäche • bittet niemanden um Hilfe • nimmt keine Hilfe an
»Ich kann nicht (mehr)«	Dieser Stressverstärker zeichnet sich durch einem überhöhten Wunsch nach einem bequemen Leben aus. Außerdem leidet der »Ich kann nicht (mehr)«-Typ an einer ausgeprägten Einstellung von Hilflosigkeit und Ausgeliefert-sein. Häufig ist dieser Antreiber Resultat eines bereits durchlaufenen Burnouts.	• geht neue Aufgaben nicht an • holt sich ständig Hilfe • traut sich nichts zu • hat kein Vertrauen in seine Kompetenzen • gibt schnell auf • wählt lieber Routineaufgaben statt neuer Herausforderungen

STRESSVERSTÄRKER	ERLÄUTERUNG
• Störungen • Unterbrechungen • Zeitdruck • Veränderungen, • Neuigkeiten • Kritik • Fehler	Das klingt jetzt erstmal alles ziemlich negativ. Doch ist es entscheidend, die positive Absicht dahinter zu erkennen: Diese Person bringt viel Energie auf, um ein einwandfreies Ergebnis zu liefern. Stelle dir vor, jemand liegt auf dem OP-Tisch und der Arzt/die Ärztin würde keine Energie für ein gutes Ergebnis aufbringen – das könnte gefährlich werden! Also ist diese Energie gut und positiv. Schwierig wird es erst, wenn die Person in jeder Situation und immer perfekt sein möchte – egal, ob es sich um eine wichtige und entscheidende Tätigkeit handelt oder aber nur um eine Freizeitgestaltung. Dann läuft man Gefahr im Dauerstress und möglicherweise im Burnout zu landen. Wichtig ist, in eine Denkweise zu kommen, um wählen zu können: »Ich bringe jetzt eine perfekte Leistung« oder:»Ich darf auch mal pragmatisch sein«.
• Zeitdruck • Entscheidungsdruck • neue, unvorherseh-bare Situationen • Veränderungen, womöglich noch ungeplant	Auch das klingt wahrscheinlich erstmal ziemlich negativ. Aber auch hier steckt eine positive und nachvollziehbare Absicht dahinter: Die Person möchte unnötige Risiken meiden. Es ist aber so, dass nicht immer und ständig alles gemieden werden kann, und man ja auch mit neuen Aufgaben und Herausforderungen wächst. Deshalb ist es auch hier wichtig, wählen zu können zwischen »vorsichtig sein« und »ein Risiko eingehen«.
• andere Interessen/ Interessenskon-flikte • Konflikte allgemein • Kritik zu bekommen • Kritik äußern zu müssen • Entscheidungsdruck	Die positive Absicht dahinter: Diese Menschen berücksichtigen die Interessen anderer! Das ist vor allem in der heutigen Zeit so wertvoll und wichtig! Leider sind es oft genau diese Menschen, die dann auf der Strecke bleiben, weil sie ständig nach den anderen schauen und nicht nach ihren eigenen Bedürfnissen. Und dummerweise verlieren genau diese Personen nach dem Verändern ihrer Glaubenssätze einige Menschen – allerdings waren es dann keine echten Freunde, sondern nur die, die sie und ihre Gutmütigkeit ausgenutzt haben. Dessen muss man sich bewusst sein, bevor man daran arbeitet.
• Teamarbeit • Krankheit und somit jemanden um Hilfe bitten müssen • Unterstützung benötigen	Auch hier verbirgt sich eine positive Absicht dahinter: Der »sei stark«-Typ möchte unabhängig sein und niemanden zur Last fallen. Das ist eine gute Absicht und wichtig. Wenn dies allerdings immer, ständig und in jeder Situation der Fall ist, dann wäre das wirklich schwierig und könnte dauerhaft in den Burnout führen.
• alle neuen Aufgaben und Herausforderungen • es ist niemand da, den man um Hilfe bitten kann • Aufgaben sollen alleine erledigt werden	Auch hier findet sich eine positive Absicht: Auf sich und seine Grenzen Rücksicht zu nehmen und achtsam damit umzugehen ist in unserer Zeit wertvoll und wichtig.

Erkenne deine Stressverstärker: Hast du dich bereits in einer dieser Beschreibungen wiedergefunden? Und nun kommt das Entscheidende: Kannst du erkennen, dass dich das in einigen Situationen in Stress bringt? Denn wie im Kasten beschrieben sind diese Antreiber ja nur potenziell stressfördernd, wenn sie wirklich in einem hohen Ausmaß oder auch absolutistisch bei dir ablaufen! Wenn du beispielsweise gerne hilfst und dich nach den Erwartungen und Interessen der anderen orientierst, aber noch ein für dich gesundes und passendes Maß hast, »nein« zu sagen, dann gibt es daran nichts zu verbessern! Also nur, wenn du das Gefühl hast, du bist ständig im Stress und fühlst dich eben von einem dieser beschriebenen Stressverstärker angesprochen.

Finde ein stressreduzierendes Mantra: Hast du etwas gefunden, was auf dich zutreffen kann? Vielleicht sitzt du nun dran und denkst dir sowas wie »das geht niemals« – glaube uns, es geht. Aber es ist natürlich durch die jahrelange Benutzung tief in unsere Denkweise eingegraben, somit Teil von uns geworden und erscheint uns momentan noch als die einzig mögliche Denkweise. Immer mit diesem Hintergrundwissen sei bitte gnädig mit dir, es dauert alles seine Zeit.

Ein neues Mantra finden und verinnerlichen

Aber nun begeben wir uns auf die Suche bzw. bringen deinen Kopf auf andere Gedanken. Es gibt einen wunderbaren Spruch von Erhart Blanck: »Der Kopf ist rund, damit die Gedanken kreisen können. Außer bei den Quadratschädeln.« Nun kommen wir zu der Übung, die den Weg zu deinem neuen Glaubenssatz aufzeigt.

Beachte als Erstes den Kasten auf der Seite 163. Beantworte die vier Fragen aus Teil 1: Beleuchte deinen Stressverstärker. Schaue dann auf den Kasten auf der Seite 164 mit Teil 2 an: Finde ein neues Mantra, einen stressreduzierenden Gedanken oder wie auch immer du diesen Satz nennen möchtest. Sei achtsam mit dir bei dieser Übung!

Um diese Aufgabe lösen zu können, stelle dir bitte eine Situation vor, die es in Echt schon gab, wo dein Stressverstärker gegriffen hat. Die Situation darf allerdings nicht lebensbedrohlich sein, sonst ist die Aufgabe zu Beginn zu schwierig! Nun gehe mit deinen Gedanken ganz in die Situation rein. Vielleicht spürst du auch schon eine gewisse Stressreaktion – sei achtsam und und beobachte dich.

Mein Weg zum neuen Glaubenssatz – 1

Nimm dir bitte ausreichend Zeit für diese Übung. Gerne kannst du zwischendurch unterbrechen und zu einem späteren Zeitpunkt weiter machen – dein Unterbewusstsein bekommt durch die Fragen eine Aufgabe und wird sie auch so für dich lösen.

TEIL 1 : BELEUCHTE DEINEN STRESSVERSTÄRKER

Was ist dein Glaubenssatz bzw. dein Stressverstärker?

Was ist das Gute daran bzw. welches positive Verhalten von dir resultiert daraus?

Was aber ist daran schwierig bzw. warum gerätst du hierdurch in Stress?

Was wäre das genaue Gegenteil hierzu?

Mein Weg zum neuen Glaubenssatz – 2

Erinnere dich an eine Situation, die dir Stress verursacht hat und analysiere sie mit genügend Abstand und der notwendigen Gelassenheit. Gehe die untenstehenden Schritte durch und orientiere dich dabei an dem Text auf der Seite 159ff. Sei achtsam und beobachte dich, versuche es aber anzunehmen und nicht zu werten.

TEIL 2: FINDE EIN NEUES MANTRA

1. Annehmen der Realität

---

2. Den Blick auf das Positive lenken

---

3. Die positive Konsequenz aus dieser Situation

---

4. Ent-Katastrophisieren

---

5. Stärkenbasiertes Denken

---

6. Realitätstestung und Konkretisierung

---

1) Annehmen der Realität: Manchmal fällt es uns schwer, die Situation so anzunehmen, wie sie ist und wir ärgern und stressen uns noch mehr. Versuche die Realität anzunehmen, wie es ist. Das bedeutet nicht, dass du passiv bleiben und dem ausgeliefert sein musst. Entwickle eine gewisse Distanz und erweitere den Handlungsspielraum:

- Bringt es mich weiter, wenn ich mich so darüber aufrege?
- Inwieweit helfen mir meine Gefühle nun, die Situation zu verbessern?
- Wer entscheidet eigentlich darüber, ob und wie sehr ich mich darüber aufrege?

Positiv wirkende Gedanken

Wenn du deinen Stressverstärker gefunden hast, schau ob dich einer dieser Gedanken anspricht, der als dein Mantra dienen kann.

STRESSVERSTÄRKER	MÖGLICHE GEDANKEN
»Sei perfekt«	• Fehler haben immer etwas Positives • Auch ich darf Fehler machen • 80 Prozent reicht auch• Bei mir Wichtigem gebe ich 100 Prozent • Ich gebe viel und achte gleichzeitig auf mich• Keiner ist perfekt • Ich brauche nicht perfekt sein
»Sei beliebt«	• Auch ich darf mal nein sagen • Ich bin nur für mich verantwortlich • Auch mir darf es gut gehen • Nicht jeder muss mich mögen • Ich muss nur meine Erwartungen erfüllen • Ich bin niemanden etwas schuldig • Kritik ist wertvoll • Ich darf auch Kritik äußern • Es sollen auch mal andere etwas beitragen • Ich darf andere durch mein Nein enttäuschen
»Sei stark«	• Ich darf um Hilfe bitten • Ich darf auch mal schwach sein • Ich darf etwas abgeben • Ich muss nicht alles alleine schaffen • Schwächen sind menschlich• Andere helfen mir gerne
»Sei vorsichtig«	• Es kommt, wie es kommt • Ich kann nicht das ganze Leben planen • Ein bisschen Unsicherheit gehört dazu • Ich akzeptiere es, dass ich nicht alles planen kann • Alles zu planen, kostet mich zu viel Zeit • Ich bleibe gelassen, egal was komm • Ich vertraue in meine Stärken • Ich glaube an mich
»Ich kann nicht (mehr)«	• Ich vertraue auf mich • Ich glaube an mich • Ich kann das • Ich schaffe das • Man wächst mit seinen Herausforderungen • Ich bin gut • Wo eine Tür zu geht, geht eine andere auf

2) Blick auf das Positive lenken: Manchmal verfangen wir uns regelrecht in negativen Gedanken und wir geraten in eine Abwärtsspirale. Versuche mal mit folgenden Fragen den Blickwinkel wieder zu erweitern und vielleicht etwas Positives daran zu finden:

- Was könnte an dieser Situation gut für mich sein?
- Was könnte ich für die Zukunft aus dieser Situation für mich gelernt haben?
- Wie wichtig und relevant ist das wirklich wirklich für mich?
- Wofür bin ich dankbar?

Schaue dir dazu auch die Dankbarkeitsübung von Seite 168ff. an. Sie kann helfen, deine Gedanken zu sortieren.

3) Positive Konsequenz aus dieser Situation: Zuweilen neigen wir dazu, uns zu sehr mit einem möglichen Scheitern oder den negativen Folgen zu beschäftigen. Frage dich:

- Wenn alles gut läuft, was wird dann Positives dabei herauskommen?
- Wie wird es sein, wenn du die Situation gut gemeistert hast?
- Wie wird es dir dann gehen?

Versuche dir bitte hier möglichst konkret die Situation auszumalen, dass du erfolgreich warst, indem, was du vorhattest. So entstehen schöne Bilder, es kann Vorfreude und Motivation kommen – das treibt an und macht gute Gefühle!

4) Ent-Katastrophisieren: Manchmal schnürt es uns aus Angst vor Versagen regelrecht die Kehle zu, hemmt uns und lässt uns nicht in unserer ganzen Kraft daran arbeiten. Versuche dir mit folgenden Fragen den Druck zu nehmen:

- Was würde schlimmstenfalls passieren, wenn du es nicht schaffst?
- Wie wahrscheinlich ist es, dass das eintritt?

Achtung: Ganz wichtig ist es, dass du dir diese Fragen nicht in wirklich lebensbedrohlichen Situationen stellst. Als Arzt/Ärztin solltest du dich nicht fragen, was schlimmstenfalls passieren könnte bei der schwierigen OP. Hier sind eher Fragen der folgenden Kategorie hilfreich.

5) Stärkenbasiertes Denken: Zuweilen neigen wir dazu, in unsere Stärken und Kompetenzen wenig Vertrauen zu haben bzw. unsere Stärken gar nicht zu erkennen. Dann können folgende Fragen hilfreich sein:

- Welche schwierige Situation habe ich vielleicht schonmal gemeistert und was hat mir dabei geholfen?
- Hat mein Vorhaben zu einer anderen Zeit schonmal geklappt und wenn ja, was hat mir dabei geholfen?

- Welche Stärken habe ich in anderen Situationen schon gezeigt und welche davon könnten mir hierbei helfen?
- Was würde dein bester Freund/deine beste Freundin sagen, was deine Stärken sind?

6) Realitätstestung und Konkretisierung: Manchmal gelingt es uns nicht, die Situation neutral zu betrachten. Folgendes kann dir dabei helfen, wen Wirklichkeitsgehalt der eigenen Situation zu überprüfen und wieder auf den Boden der Tatsachen zurückzukommen:

- Ist es wirklich so, welche Beweise gibt es hierfür?
- Was genau ist im Einzelnen passiert, was hast du gehört und was denkst du dir vielleicht dazu?
- Ist das immer so oder gibt es Ausnahmen?

Wenn du all diese Fragen für deine Situation, in welcher dein stressverschärfender Gedanke aufgetreten ist, durchgegangen bist, erscheint dir die Situation vielleicht nicht mehr ganz so bedrohlich und du siehst Möglichkeiten, damit umgehen zu können.

Mein Satz

Du hast nun die nötige innere Distanz gewonnen und bist in der Lage, einen Satz zu finden, der dir helfen wird, in dieser Situation nicht mehr in Stress zu geraten! Schreibe ihn unten in den Kasten und zwar so, dass dein Bewusstsein und Unterbewusstsein damit gut arbeiten kann. Angelehnt an Dr. Kaluza sollte er diese Merkmale erfüllen:

- Positiv (was will ich, nicht was ich nicht will)
- in der ich-Form (ich, mein, mir)
- kurz und einfach
- in der Gegenwart

Dieser Satz kann mir helfen – Meine Notizen:

POSITIV FORMULIERT / IN DER ICH-FORM / KURZ UND EINFACH / IN DER GEGENWART

Überprüfe nun deinen Satz, indem du gedanklich in die Situation rein gehst, dir den Satz sagst und spürst, ob deine Stressreaktion geringer wird! Wenn nicht, gehe nochmal zurück und tüftle so lange an deinem Satz, bis er deinen Stress etwas reduziert.

Eine kleine Hilfestellung: Wie geht es dir bis jetzt mit dieser Aufgabe? Für viele nicht trivial und manchmal auch besser, dies in einer Coachingsitzung zu machen. Aufgrund der Wichtigkeit und der Bedeutung der Stressverstärker bitte ich dich jedoch weiterzumachen und etwas für dich zu finden. In dem Kasten unten findest du mögliche Sätze bzw. Mantras. Vielleicht ist da was für dich dabei oder hilft dir, einen Satz zu finden!

Die Dankbarkeitsübung

Nun haben wir bereits viel über die Stressverstärker geschrieben und Anleitungen gegeben. Manchmal merken aber auch wir in Coachings, dass es schwierig ist, der Patient sich echt irre schwer tut etwas zu finden. Spätestens dann führen wir die Dankbarkeitsübung durch. Es geht hier darum, aus einer Negativspirale wieder rauszukommen. Vielleicht kennst du das: Du siehst einfach immer nur das, was schlecht und negativ ist. Die positiven Dinge kannst du gar nicht wirklich erkennen. Und hier geht es nicht um die großen, sondern die alltäglichen kleinen Dinge. Denn wenn man die wieder erkennen kann, machen diese vielen kleinen positiven Dinge das Leben schön und erfüllt.

Anleitung: Wie geht nun diese Übung? Sie ist wirklich einfach, kostet dich zwei bis drei Minuten am Abend und ein kleines Büchlein. Versuche für diese Übungen einen festen Zeitpunkt in deinem abendlichen Ablauf zu finden, am besten kurz bevor du ins Bett gehst und den Tag beschließt. So kannst du es nicht vergessen und zudem mit positiven Gedanken einschlafen. Besorge dir ein kleines Büchlein, Heftchen, Notizblock. Deine Aufgabe ist es nun, jeden Abend drei Punkte zu notieren, für die du an diesem Tag dankbar bist. Manch einem fällt das wirklich schwer! Denke mal an so Dinge wie:

- das nette Lächeln deiner Gegenübers am heutigen Morgen
- das wohlige Gefühl beim ersten Schluck Kaffee
- der hellblaue Himmel und die Sonnenstrahlen auf dem Weg zur Arbeit
- das freundliche Telefonat mit Kund*innen
- die leuchtenden Augen deines Kindes, als du nach Hause gekommen bist
- das Schnurren deiner Katze, wenn du abends auf dem Sofa sitzt

Sei achtsam: Versuche hier wirklich bewusst, kleine Dinge zu finden. Du wirst vielleicht merken, dass es dir die erste Male echt schwerfällt. Häufig sehen wir das Glück nur in Materiellem oder aber in wirklich großen Erfolgen – dabei liegt das große Glück in den viele, kleinen und wunderbaren Momenten des Lebens. Und dies (wieder) erkennen zu können, ist der Weg hin zu großem Glücksempfinden. Und jeden Tag wird es leichter, die kleinen Glücksmomente wieder zu erkennen. Denn dein Unterbewusstsein weiß, es muss abends liefern. Also hält es tagsüber Ausschau nach etwas Positiven – und hierin liegt die ganze Macht der Übung! Dein Blick wird wieder auf das Positive gelenkt und du steigst aus aus der Negativspirale und ein in die Positivspirale.

Wiederhole die Übung: Mache die Übung so lange, wie es dir guttut. Einige meiner Patient*innen sagen, dass sie die Übung nicht mehr missen möchten. Alleine diesen Schatz des Buches mit den vielen tollen Gedanken zu haben, sei bereichernd. Andere wiederum schildern, dass sie nach einigen Monaten bereits aufgehört haben, die Punkte zu notieren, diese aber abends automatisch in ihre Gedanken kommen und sie so einen Moment verweilen. Die allermeisten aber berichten, dass sie nun wieder tagsüber die positiven und schönen Dinge bemerken und sie somit gar nicht mehr aufschreiben müssen.

Vielleicht magst du die Übung mal ausprobieren, sie könnte dir auch dabei helfen, einen positiven Satz für dich zu finden! Dies ist übrigens auch eine Übung, mit welcher Therapeuten bei Depressionen arbeiten.

Praktische Umsetzung

Jetzt geht es endlich an die Umsetzung. Du hast im Idealfall einen Satz bzw. ein Mantra für dich gefunden. Was nun? Nur durch das Finden kann er/es noch lange nicht Teil deiner Denkweise werden! Nun gilt es, diesen Satz/dieses Mantra einen Teil von dir werden zu lassen. Hierfür benötigt es zwei Schritte.

1. Schritt – Verankern im Bewusstsein

Der erste Schritt ist es, diesen Satz/ dieses Mantra nun in dein Bewusstsein zu bekommen. Das bedeutet, dass du die Aussage ganz häufig sehen musst und mit ihr zu tun haben musst. Überlege dir, wie du das schaffen kannst. Hier ein paar Ideen/ Anregungen:

- Schreibe den Satz auf einen Zettel und klebe ihn an den Badezimmerspiegel, an den Kühlschrank und an deinen Bildschirm.
- Besorge dir als Zeichen für deinen Satz einen Glücksstein oder ein Armkettchen, mit dem du mehrmals täglich in Berührung kommst
- Lasse dein Mousepad mit dem Satz bedrucken

Ich werde nie vergessen, wie sich eine Klientin ihren Satz/ihre neue Lebenseinstellung tätowieren hat lassen. »Ich schaffe das« stand dann auf ihrem Unterschenkel!

1) Verankern im Bewusstsein

Sammle deine Ideen und komme in die Umsetzung

»SO MACHE ICH MEIN MANTRA / MEINEN SATZ FÜR MICH SICHTBAR«:

___

___

___

___

2. Schritt – Verankern im Unterbewusstsein

So, ein großer Teil ist geschafft, da kannst du richtig stolz auf dich sein! Vielleicht merkst du aber auch dass sich zwar dein Satz richtig und vernünftig anfühlt, aber du irgendwie noch nicht richtig daran glaubst bzw. dir nicht vorstellen kannst, dass er dir wirklich in den entscheidenden Situationen hilft? Das ist vollkommen normal! Es liegt daran, dass wir derzeit nur mit deinem Bewusstsein gearbeitet haben, also mit deinem Kopf. Jetzt sind die Gefühle und dein Bauch dran – wir arbeiten nun daran, deinen Satz in dein Unterbewusstsein zu bekommen. Dies ist ein ganz entscheidender Schritt, denn nur dann ist er wirklich mit dir und deinen Gefühlen verbunden und du kannst ihn für dich und gegenüber anderen vertreten. Diese Verankerung im Unterbewusstsein kann auch dazu führen, dass sich dein Satz noch ein bisschen verändert – vielleicht in einem Wort, vielleicht in der Satzstellung selten auch in der grundsätzlichen Bedeutung. Lass dich darauf ein und höre genau hin, wenn du die folgende Übung machst!

Übung zur Verankerung im Unterbewusstsein: Bitte nehme dir hierfür 15 Minuten Zeit, in denen du wirklich ungestört bist. Versuche alles abzuschütteln, was dich gedanklich an der Übung und deiner vollen Aufmerksamkeit hindern könnte:

- Stelle dich aufrecht hin und Wippe mit deinen Füßen: Erst auf die Zehen und dann auf die Ferse, bis du deinen Fuß gut spüren und somit gut verankert sehen kannst.
- Nimm deine Schultern nach oben und lasse sie wieder fallen.
- Stehe aufrecht, stelle dir vor, dass ein Faden dich am Scheitel nach oben zieht.
- Schließe nun deine Augen und spüre deinen Atem kommen und wieder gehen.
- Lege deine Hände nun auf deinen Unterbauch, kurz unterhalb des Bauchnabels.

Teil 1: Rufe dir deinen Satz/ dein Mantra in dein Gedächtnis. Stelle dir vor, wie du diesen Satz mit dem Einatmen in dich aufnimmst und mit dem Ausatmen tief in deinen Bauch – dorthin, wo deine Hände liegen – versenkst. Einatmen aufnehmen, ausatmen versenken. Bleibe bei dieser Vorstellung. Beobachte, ob sich dein Satz verändert.

Teil 2: Stelle dir nun vor, dass du deinen Satz mit dem Einatmen aus deinem Bauch hervorholst und mit dem Ausatmen herausgibst an die Welt. Einatmen hervorholen, ausatmen an die Welt herausgeben. Bleibe auch bei dieser Vorstellung für ein paar Momente. Beobachte auch hier, ob sich dein Satz verändert.

2) Verankern im Unterbewusstsein

Hat sich dein Satz verändert? Wie lautet er jetzt?

»SO LAUTET MEIN NEUES MANTRA / MEINE NEUE LEBENSEINSTELLUNG«:

____

____

Beende die Übung: Bewahre deinen Satz tief in deinem Bauch, merke dir das Gefühl, das du mit ihm verbindest. Beende nun die Übung. Öffne langsam die Augen. Nehme noch ein oder zwei tiefe Atemzüge, strecke gerne die Arme, schüttle die Beine aus.

Dies gilt es zu beachten: Wenn du nun deinen Satz in dein Unterbewusstsein verankert hast und er sich verändert hat, musst du selbstverständlich diesen veränderten Satz auch für Teil 1 – also die Verankerung im Bewusstsein verwenden!

Danksagung

Sina Schwenninger

Die Anfrage, dieses Buch zu schreiben, kam in einer für mich persönlich sehr schwierigen Zeit. Ohne die Unterstützung meiner Eltern Edith und Harry, meiner Schwester Mieke und ihrem Mann Lars und meinen Freundinnen Evi und Sibylle hätte ich das niemals geschafft. Auch meine drei großartigen Töchter haben mir immer den Rücken freigehalten, dass ich die Zeit hatte, das Buch zu schreiben. Danke auch an dich Hans, dass du genau zum richtigen Zeitpunkt in mein Leben gekommen bist.

Auch möchte ich mich bei Norbert und Jenny Hüge von der MILD Akademie bedanken, bei denen ich vor vielen Jahren meine Ausbildung gemacht habe. Hiernach arbeite ich und hieraus sind viele Punkte in das Buch eingeflossen. Danke auch an Nicolle für die großartige Zusammenarbeit - weit über das Schreiben des Buches hinaus!

Nicolle Lindemann

Dieses Buch ist mitten in der Coronapandemie entstanden. Eine Zeit, in der in Arztpraxen am Limit der Belastungsgrenze gearbeitet wurde. Anfangs konnte ich mir kaum vorstellen, dass es möglich sein würde nebenbei noch ein Buch zu schreiben.

Der grenzenlose Optimismus meiner Mitautorin Sina und die Unterstützung meines Praxisteams, das sich so großartig um unsere Patienten kümmert und alle meine Ideen unterstützt, haben unser Projekt durch diese Zeit getragen.

Besonders bedanken möchte ich mich bei meiner Familie, meinem Mann und meinen beiden Töchtern, für ihre großartige Unterstützung in dieser Zeit und bei meinen Eltern, vor allem meiner Mutter, für ihren unermüdlichen Einsatz und ihre Unterstützung in allen Lebenslagen. Ohne sie wäre unser turbulentes „Arbeits"leben kaum möglich!

Nicht zuletzt gilt mein Dank meinen Patienten, die mir seit Jahren ihr wertvollstes Gut, ihre Gesundheit anvertrauen, mich immer wieder neue Dinge lehren und an Erfahrungen reicher machen.

Weiterführende Literatur

Heim C., Ehlert U., Hellhammer D. H., The potential role of hypocortisolism in the pathology of stress-related bodily disorders, in: Psychoneuroendocrinology (Volume 25), International Society of Psychoneuroendocrinology, 01/2000

Mommersteeg P. M. C., Heijnen C. J. , Kavelaars A., et al., Immune and endocrine function in burnout syndrome, in: Psychosomatic Medicine, 11/2006

Burisch M., Das Burnout-Syndrom: Theorie der inneren Erschöpfung, Springer Verlag, 2006

Kaluza G., Stressbewältigung: Trainingsmanual zur psychologischen Gesundheitsförderung, 4. Auflage, Springer Verlag, 2018

Schmidt R. F., Thews G., Physiologie des Menschen, Springer Verlag, 27. Auflage, 1997

Hüther G., Rüther E., Das serotonerge System, UniMed Verlag AG, 2000

Register

Impressum

Hinweis: Die Ratschläge/Informationen in diesem Buch sind von Autor*innen und Verlag sorgfältig erwogen und geprüft, dennoch kann eine Garantie nicht übernommen werden. Eine Haftung der Autor*innen beziehungsweise des Verlags und seiner Beauftragten für Personen-, Sach- und Vermögensschäden ist ausgeschlossen.

Gender-Hinweis: Aus Gründen der besseren Lesbarkeit wird in diesem Werk an manchen Stellen auf die gleichzeitige Verwendung der Sprachformen männlich, weiblich und divers (m/w/d) verzichtet. Sämtliche Personenbezeichnungen und personenbezogenen Hauptwörter gelten gleichermaßen für alle Geschlechter. Die verkürzte Sprachform beinhaltet keine Wertung, sondern hat lediglich redaktionelle Gründe.

Projektleitung: Birgit Bulla & Philipp Christ
Textredaktion und Korrektorat: Dr. Ute Paul-Prößler
Bildredaktion: Sabine Kestler
Rezeptfotografie, Foodstyling und Styling: Tina Engel
Coverillustration: OH, JA!
Adobe Stock: 91 (Daniel Vincek), 117 (Rubleva Elenena), 119 (anammarques)
Umschlaggestaltung, Innenlayout & Satz: OH, JA! (www.oh-ja.com)
Herstellung: Timo Wenda
Druck und Bindung: Pixartprinting, Lavis
Printed in Italy

MIX
Papier | Fördert gute Waldnutzung
FSC® C147178
FSC www.fsc.org

Penguin Random House Verlagsgruppe FSC® N001967
ISBN 978-3-517-10142-2

www.suedwest-verlag.de